看護学生
してはいけない
ケースファイル
臨地実習禁忌集

下司映一・菅原スミ・浅川和美　編著

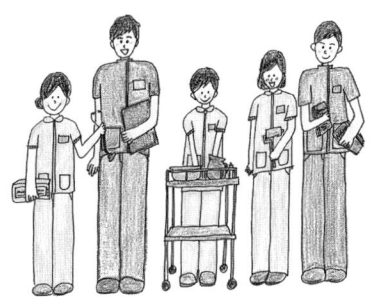

丸善出版

まえがき

　看護師になろうとする皆さんにとって、学校内での授業・演習で学んだ知識・技能を生かし、患者さんや病棟の医療スタッフと実際にかかわる臨地実習は、重要でかつ将来看護職になるための基盤として非常に大きなステップであることはいうまでもありません。

　実際、毎年数カ月間の実習を終えた後に学内でみる学生さんたちの姿が、こんなに将来の看護職としてまた一人の人間としても成長したのだと、とても輝かしくまた頼もしく見えます。

　一方で、これから臨地実習を迎える学生の皆さんは、期待よりも不安で一杯で、こんな患者さんが担当だったらどうしよう、こんな看護師さんが指導者だったらどうしようなど、いろいろなことが胸によぎっていることでしょう。

　数年前に、卒業生謝恩会で、看護学実習での実際の体験を、指導した教員により、"禁忌集コント"として演じたことがあります。
「こんな学生がいましたよ」
「こんな場面がありましたよ」
といった実際の体験に基づいており、卒業生も教員も大爆笑で盛り上がり、双方にとってとても感慨深いものでした。
　本書は、これらの禁忌の実例をまずは44題に絞り構成しています。

　講義では"リスクマネージメント"の科目で扱われ、皆さんもこれからの実習でヒヤリハット事例として経験することが数多くあるだろうことを実際にあった事例を参考にまとめてみました。

　また今後、看護師国家試験でも"禁忌問題"が出題予定であり、ますます「禁忌：してはいけないこと」が重要になってきます。
　避けては通れない看護実習の際の禁忌事例を、インターネット時代の今日的課題に沿って解説しています。

　本書の編集方針として、禁忌事例での解決の方法を、「○○は××でなければならない」ではなく、「△△はしてはいけない」の視点で簡潔に記載しています。1テーマごとの一目でわかる手軽な副読本として意図しています。

特徴を箇条書きに挙げてみますと

1. ネット時代の看護職を目指す学生のための"新常識集"です。

2. 「してはいけない」根拠をエビデンスで示しました。

3. 「いまさらの看護精神論」ではなく、学生さんにとっては目から鱗の頼りになる倫理読みものです。

4. イラスト入りで親しみ深くしました。

5. 看護倫理や基礎技術は本文では避け、"なぜそれが必要か"の要点を整理しました。

6. 「個人情報保護」「医療安全」「患者さんとの接し方」の共通部分と「小児」「在宅」の特殊性の部分の5つの分野と「パワー・ハラスメント」の補足で構成しました。

7. "日常よく遭遇する事例"に比重をおき、解決策を提示しました。

8. 禁忌事項の重要度に応じて解説に強弱をつけ、重要項目については細かく解説し臨床上での注意点にも触れています。

9. それぞれに関連する法律や倫理規定も可能な限り触れています。

なお、看護の基礎技術についての禁忌の例は、5つのコラムに紹介してあります。

　本書が、将来看護職を目指す皆さんの実習の手引書としてだけではなく"癒し人としての常識集"として利用されることを望みます。

2013年6月

編者を代表して
下司(げし)映一

● 個人情報保護 ●

1. 病院での出来事をインターネットに書いてはいけない　1
2. ファミリーレストランで実習記録を書いてはいけない　3
3. 立ち上げたままの電子カルテをそのまま閲覧してはいけない　5
4. 許可なしにICレコーダーで情報を録音してはいけない　8
5. 患者さんの状態等をメモした用紙を紛失してはいけない　11
6. 病院のエレベーター内で友人と患者さんの状態を話してはいけない　14
7. 受け持ち患者さんの情報をみだりに伝えてはいけない　17
8. 電子カルテの内容を印刷した用紙を病棟から持ち出してはいけない　20

—— COLUMN 1　排泄を促す援助（下剤・浣腸）について　22

● 医療安全 ●

9. 発疹・発熱のある時には実習に行ってはいけない　23
10. 体調が悪い時に、無理に実習へ出てはいけない　26
11. 「水を飲みたい」という患者さんの要望に安易に応じてはいけない　28
12. 気管支鏡検査直後の患者さんは飲食をしてはいけない　30
13. 指導者の許可を得ずに患者さんのケアを実施してはいけない　32

—— COLUMN 2　上肢（上腕動脈）での血圧測定の禁忌と対応　35

14. 判断に迷った時に　患者さんへの思いだけで行動を決めてはいけない　36
15. 患者さんの急な変化に対しても患者さん一人にしてはいけない　38
16. 患者さんにお願いされても勝手にリハビリをしてはいけない　40
17. 学生の判断で患者さんの歩行訓練を行ってはいけない　43
18. 爪切りやカミソリでのひげそりは、学生だけで行ってはいけない　46
19. ベッドサイドの汚れやゴミに安易に触れてはいけない
　　患者さんのベッドサイドのゴミは、安易に一般ごみと同様に捨ててはいけない　48
20. ベッドサイドの汚れやゴミに安易に触れてはいけない
　　何で汚染されているかわからないものを安易に清掃してはいけない　50

—— COLUMN 3　生活のためのパーソナルスペースである患者さんのベッド周囲を整える　52

● 患者との接し方 ●

21. 患者さんからは物品や金銭をいただいてはいけない　患者さんのベッドに座ってはいけない　53
22. 患者さんからは物品や金銭をいただいてはいけない　ささいな物でももらってはいけない　56
23. 受け持ちの褥婦（じょくふ）さんにバースデイカードを送ってはいけない　58

24　患者さんへの呼び方は注意しなくてはいけない　60
25　むやみに治療情報を直接患者さんに伝えてはいけない　63
26　医師から説明されていること以外の内容を患者さんに話してはいけない　65
27　沈黙をむやみにさえぎってはいけない　67
28　着替えを強要してはいけない　70
29　患者さんに「ダメ」といってはいけない　73
30　患者さんからハラスメントを受けた時、一人で悩んでいてはいけない　75
31　患者さんが身体に触れてきた時に、我慢してはいけない、黙っていてはいけない　78
── COLUMN 4　ライン管理　80

● 小児 ●

32　けいれん発作時には　身体に触れてはいけない　82
33　痛みを伴う処置・検査を受ける子どもに「痛くない」といってはいけない　84
34　子どもに説明しないまま、処置・検査を行ってはいけない　86
35　子どもにケアや処置の説明をしなかったり、プライバシーを無視してはいけない　88
36　乳幼児のいるベッド柵をおろしたら、一瞬でも子どもから目を離してはいけない、ベッドのそばを離れてはいけない　90
37　点滴中の小児の点滴ルートの観察を怠ってはいけない　92
38　どのような発達段階の子どもでも、点滴ルートの確認をせずにベッド柵を上げてはならない　94
39　小児の発疹を見逃してはいけない　96

● 在宅 ●

40　療養者さんのお宅から無断でその場を去ってはいけない　98
41　療養者さんのお宅で物に勝手に触ったり、片付けてはいけない　101
42　療養者さんのお宅に、素足で訪問してはいけない　103
── COLUMN 5　湿性生体物質に触れた器材や物品の洗浄と消毒　106

● パワー・ハラスメント ●

43　教員から人格を否定されるような言動を受けたと感じた時、黙って我慢してはいけない　107
44　教員から「約束したのに指導しない」「人前で学生の取り組みを否定する」「卒業できないといった脅威をちらつかせる」などのアカデミック・ハラスメントを受けた時、一人で悩んでいてはいけない　109
── COLUMN 6　してはいけない禁忌集　112
あとがき　114　　　索引　116

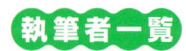 執筆者一覧

浅川和美* 山梨大学大学院医学工学総合研究部 基礎・臨床看護学講座 教授
石田千絵 昭和大学保健医療学部 看護学科 講師
石野徳子 昭和大学保健医療学部 看護学科 教授
入江慎治 昭和大学保健医療学部 看護学科 講師
上田邦枝 昭和大学保健医療学部 看護学科・助産学専攻科 准教授
梅村美代志 昭和大学保健医療学部 看護学科 准教授
大木友美 昭和大学保健医療学部 看護学科 准教授
大屋晴子 昭和大学保健医療学部 看護学科 講師
岡本明子 昭和大学保健医療学部 看護学科 講師
下司映一* 昭和大学保健医療学部 教育推進室 教授
小池伝一 昭和大学保健医療学部 看護学科 講師
小長谷百絵 昭和大学保健医療学部 看護学科 教授
菅原スミ* 昭和大学保健医療学部 看護学科 教授
高橋泉 昭和大学保健医療学部 看護学科 准教授
田中晶子 昭和大学保健医療学部 看護学科 講師
田中千鶴子 昭和大学保健医療学部 看護学科 教授
俵積田ゆかり 昭和大学保健医療学部 看護学科 講師
中野実代子 日本赤十字北海道看護大学看護学部 教授
西田幸典 昭和大学保健医療学部 看護学科 講師
西山佐知子 (元)山梨大学医学工学総合研究部 助教
平田良江 山梨県立大学看護学部 准教授
三村洋美 昭和大学保健医療学部 看護学科 准教授
村田加奈子 昭和大学保健医療学部 看護学科 講師
茂手木明美 山梨県立大学看護学部 講師
山田章子 山梨大学大学院医学工学総合研究部 基礎・臨床看護学講座 助教
湯舟邦子 昭和大学保健医療学部 看護学科 准教授
依田純子 山梨県立大学看護学部 講師

(50音順、*編集、2013年6月現在)

はじめに

まずはじめに──守らなければならないルール

　看護師になるうえで、必ず通らなければならない道に実習があります。

　講義や演習で学んだことを、病院や在宅で、患者さんの協力を得ながら、看護の知識や技術をより一層深めるものです。

　この実習は、学校での講義や演習と大きく違う点があります。
第一に、生きている人間を相手にすること
第二に、患者さんのプライバシーに深く関係すること
第三に、患者さんのボランティア精神に基づいているということです。

　実習では、患者さんとのコミュニケーションやケア場面から多くのことを学びます。実習での一番の先生は患者さんです。

　一方、患者さんにとって、入院や手術は、これからの人生や生死に関わる、一大イベントです。患者さんは、自分の病気や治療への不安がある中で、「良い看護師さんになってください。」という気持ちを込めて、看護学生の実習に協力しています。

　しかし、たとえ看護学生であっても、患者さんの安全を脅かしたり、患者さんに苦痛を与えることはできません。そのため患者さんの安全と安楽を守るために、多くのルールが決められています。なお、そのルールは、同時に、さまざまな危険からみなさんを守ることにもつながっています。

　実習で学生が守らなければならないルールには、どのようなものがあるのでしょうか？

　ルールとは、それぞれの社会における秩序を維持するための決まり事、社会規範をいいます。法や法律が、まさにそれに当てはまります。また、倫理や学校の決まり事である学則も、この社会規範に当てはまります。

　学則は、その特定の学校における秩序を維持するために、生徒・学生が守らなければならないものです。

　これに対して、法は、特定の社会だけに当てはまるルールではなく、国家（地方自治体を含む）の権力によって遵守することが強制されているルールなのです。

　一方、倫理には、個人個人の価値観や信念に基づくものや、特定の社会（医療界、経済界など）に身を置く者に関するものがあります。

　後者の例として、職業倫理をあげることができ、看護界では、日本看護協会が制定した「看護者の倫理綱領」、国際看護師協会（ICN）が制定した「ICN看護師の倫理綱領」（The ICN Code of Ethics for Nurses）などがこれにあたります。

　実習において守らなければならないルールは、単に法律や命令などの「法」だけでなく、倫理などを含む「社会規範」ということになります。

●「してはいけないこと」を行ってしまった場合はどうなるのか？

　守らなければならないルールの一つに法律があります。法律は、単に「〜してはならない」と「ある行動・行為を禁止している」だけではありません。法律が禁止していることを行った場合、法律は国家によるペナルティ（制裁）を課すことがあります。そのペナルティは、
① 刑・懲役・罰金などによって罪を償う刑事罰
② 損害に対して金銭で償うなどの民事罰
③ 国や地方自治体から与えられた免許の取消などの行政罰があります。

　学生でも、法律を守らなかった場合には、これらの罰を課されます。また、法律に反していなくても、倫理などに反する行為があった場合にも、ペナルティを課されることがあります。実習において、法律に反していなくても倫理などに反する行為を行った場合は、学則というルールに基づいて、停学処分や退学処分などのペナルティを受けることがあります。

　本書では、実習での禁忌事例ごとに、関連する「ルール」を紹介します。「してはいけないこと」を「法」などの「社会規範」のエビデンスをふまえて、具体的に理解していただきたいと思います。

●実習を怖がらないで

　「怖くて、もう実習なんて行けない」と思うかもしれません。

　実習に対する緊張感をもつことは非常に大切なことですが、怖がる必要はありません。実習中にルールを犯すことがないように、教員・実習指導者などが、オリエンテーションやケア前に注意事項を伝えてくれます。また、何かあった時には、すぐに教員・実習指導者などが、すぐに助けてくれます。教員・実習指導者などの注意を、「怒られた」とネガティブに捉えず、「助けてくれた」とポジティブに捉えてみましょう。教員・実習指導者などは、実習中における患者さんの安全だけでなく、学生さんの安全も守ることを考えて指導しているのです。

　教員・実習指導者などが学生さんの安全を守りたくても、学生さんからの報告・連絡・相談がなければ、それを実現することはむずかしいのです。実習では、学生さんは、報告・連絡・相談を通して、教員・実習指導者などと信頼関係を築き、教員・実習指導者は、その信頼関係を基に、学習を支援します。学生さんは、どんな些細な報告・連絡・相談であっても、躊躇しないでください。なぜなら、その報告・連絡・相談は、患者さんと学生さんの安全を守ることにつながるからです。

1 個人情報保護
守秘義務

関連する法律や倫理規定　1

●個人情報保護●
保健師助産師看護師法　第42条の2（秘密を守る義務）
　　　　　第44条の3　第1項（秘密漏洩違反に対する罰則）
刑法第134条　第1項（助産師の秘密漏示）
日本看護協会　看護者の倫理綱領（2003年）
　5　守秘義務の遵守と個人情報の保護

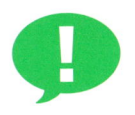

病院での出来事をインターネットに書いてはいけない

　看護学科1年生のAさんは、いつも自分の体験や気持ちをブログに書いていました。自分では、日記のようなつもりで書いていましたが、仲の良い友達に読んでもらえることを意識していました。

　Aさんは、初めての病棟実習が、とても充実した実習であったと感じ、友人にもこの感動を伝えたいと思い、自分のブログにその内容を書きました（以下内容の抜粋）。

○月○日（実習前日）
「…明日から○○病院で、初めての病棟実習です。楽しみだけど緊張…」

○月△日（実習2日目）
「今日は胃がんの手術後の患者さんの清拭(せいしき)のケアを見学しました。途中で、患者さんが
『転移していないといいけど…』
と話してきたので、私はドキドキしました。
　昨日、検査結果が帰ってきて、肝臓への転移があることがわかっていたからです。でも、看護師さんは
『そうね、心配ですよね。』
と自然に答えていて
「すごい」
と思いました。」

実習４日目に帰宅後、実習担当教員から
『すぐに学校に来るように。』
と電話がきたので
「何だろう？」
と考え、
「あ、もしかして…ブログ？」
と気付き、すぐにブログの内容を消去しました。
　学校に行ってから、担当の先生に事実を確認され、反省文を書きました。
　実習担当教員と主任教員が実習病院に報告に行き、謝罪しました。

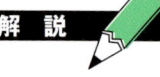
解　説

　実習中に知り得た患者さんに関する情報は、その患者さんの看護実践のため以外には使ってはいけません。
　原則として病院外では患者さんに関する内容は話してはいけません。また、受け持ち患者記録以外にも書いてはいけません。

　この事例では、患者さんの個人名などは書かれていませんが、実習病院名が書かれているため、その病院に入院中で同じ病名で治療を受けている患者さんや家族の方がその内容から特定される可能性は十分あります。
　Ａさんは、実習前のオリエンテーションを通して、患者さんの個人情報の守秘義務について聞いていたので、気をつけていました。でも、目の前で患者さんと看護師さんとのやり取りを見て、既にがんが転移している患者さんが気の毒だし、自分だったら看護師さんのように自然に対応できないと思い、思わずブログに書いてしまいました。
　最近は、ブログやツイッター、フェイスブック等に経験したことや自分の気持ちを書く人が増えています。Ａさんのように、自分と仲間だけが読むものと思いこんでいる人も多くいます。パスワードなどを設定して、関係者以外はみられないようにする方法もありますが、**インターネットに書いた内容は、不特定多数の人にみられる**可能性があることを認識しましょう。**自分のことを書くことで、危険を招く可能性**もあります。メールに、病院や患者さんに関することを書くことも危険です。**インターネット上に、実習中のことや患者さんのことを書き込むことはやめましょう。**

2 個人情報保護 守秘義務

関連する法律や倫理規定 2

●個人情報保護●
保健師助産師看護師法　第42条の2（秘密を守る義務）
　　　　　　　第44条の3　第1項（秘密漏洩違反に対する罰則）
刑法第134条　第1項（助産師の秘密漏示）
日本看護協会　看護者の倫理綱領（2003年）
　　5　守秘義務の遵守と個人情報の保護

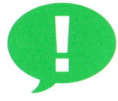

ファミリーレストランで実習記録を書いてはいけない

　看護学科3年生のBさんは、実習記録を一人で書いていると眠くなってしまうので、友人と一緒にファミリーレストランで書くことにしました。
　夜、帰宅後、記録類をそろえたところ、1枚足りないことに気付きました。

　記録用紙には患者さんの名前は書かれていませんが、病名や治療内容などが書かれています。

　あわてて、ファミリーレストランに戻り、テーブルの下に落ちていた記録用紙を見つけて持ち帰りました。

解説

原則として、病院、学校、自宅以外で記録を書いてはいけません。
不必要に実習記録を持ち歩くことも避けましょう。

実習記録には、病院のカルテに書かれている患者さんの病名や治療内容、家族背景や生活状況など、多くの個人情報が記載されます。

実習記録や実習内容の書かれたメモ帳が落ちていたり、置いてあると、それらの内容を不特定多数の人がみることになり、個人情報の流出になります。

また、ときどき図書館やコンビニエンスストアーのコピー機で実習記録をコピーし、原本を置き忘れる人がいます。コピーは学内で行うことを原則にしましょう。
十分気をつけましょう。

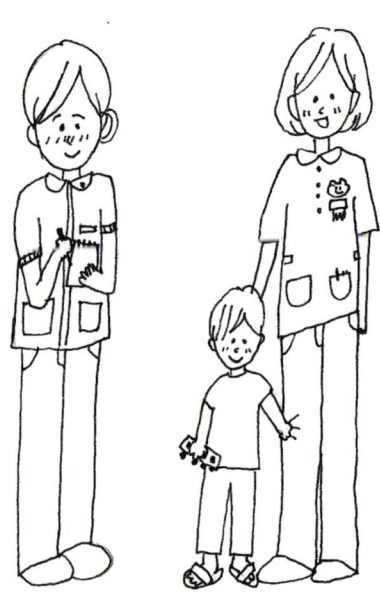

3 個人情報保護
守秘義務

関連する法律や倫理規定 3

●個人情報保護●
保健師助産師看護師法　第42条の2（秘密を守る義務）
　　　　　　　　第44条の3　第1項（秘密漏洩違反に対する罰則）
刑法第134条　第1項（助産師の秘密漏示）
日本看護協会　看護者の倫理綱領（2003年）
　5　守秘義務の遵守と個人情報の保護

立ち上げたままの電子カルテを そのまま閲覧してはいけない

　看護学科3年生のCさんが実習している病院では、電子カルテシステムを導入しています。
　実習では、教員の閲覧用パスワードを用いて、受け持ち患者のカルテを閲覧し、受け持ち患者の情報を収集しています。

　この日は他の学生が長時間情報収集していたため、Cさんはなかなか情報収集ができず焦っていました。すると誰も使っていない1台のパソコンが目に入りました。
　パスワードを入れなくても患者情報を見ることができる画面になっていました。Cさんは自分の受け持ち患者さんの情報をそのパソコンで見ることにしました。

　画面をクリックしていくと、いつも自分が収集している通常の画面とは異なる表示が出てきましたが、もう少し詳しく情報収集したいと思い、そのままクリックしました。すると、
「参照結果を検査部に報告します」
「はい・いいえ」
というメッセージが表示されました。

　あわてたCさんは「はい」をクリックしそのまま画面を閉じてしまいました。
　しばらくして、その日のリーダー看護師が
「だれか検査部に報告をお願いした人います？」
と尋ねているのが聞こえてきました。
　Cさんは困ってしまい、その時になって初めて教員に報告をしました。

解 説

　従来は、医師の診療内容や看護師が行ったことなどは、所定の用紙に直接記載し、患者のカルテとして、1冊に綴じられていましたが、最近は多くの病院で電子カルテに記載されています。
　電子カルテでは、患者さんに関わる情報、診療録、看護記録、検査データなどが電子的に保存され、パソコンを用いてさまざまな情報のやり取りが可能になっています。

　電子カルテでは、患者の個人情報を保護するために、パソコンの画面を開いて、患者情報を閲覧したり記録するためにはパスワードが必要です。病院のスタッフは、1人づつ異なるパスワードを使うため、閲覧した場合でも、誰がどの場面を見たのかの記録も残ります。

　看護学生が臨地実習で受け持ち患者の情報を得たい場合は、学生が閲覧するためのパスワードや、指導教員のパスワードで閲覧することが多いと思います。
　スタッフと部外者である学生とでは電子カルテを利用できる範囲が異なるために、学生がカルテを開くためのパスワードは決まっており、閲覧できる内容も制限されています。

　しかし、病棟内では、パソコンの数に限りがあり、スタッフの使用が優先されます。実習中の看護学生は、欲しい情報があっても、その時その場ですぐに閲覧できないことがあり、実習を進める上で困ることもあるでしょう。
　Cさんも情報収集したいのになかなかパソコンが使えず、スタッフの誰かが開いたままのパソコンで情報収集してしまいました。スタッフのパスワードで開いた場合は、カルテへの記入が可能なため、操作を間違えると電子カルテの内容を変えてしまうこともあります。

　学生は、決められたパスワードで開かれているパソコンを使用しなくてはいけません。
　その上、Cさんはいつもと異なる画面が出てきたにもかかわらずそのまま閲覧を続けてしまっています。その結果画面に映し出されたメッセージもクリックをしてしまいました。自分がわからない画面が出てきたら、その時点で指導者や教員に相談しましょう。
　一方、病棟のスタッフも、電子カルテを開いたままでその場を立ち去ることがないように注意しなくてはいけません。

個人情報保護

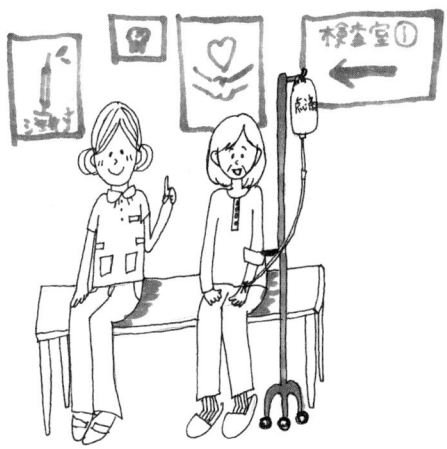

4 個人情報保護
インフォームド・コンセント（説明と同意）

関連する法律や倫理規定　4

●個人情報保護●
医療法　第１条の４　第２項（医師、歯科医師等の責務）
日本看護協会　看護者の倫理綱領（2003年）
　　３　信頼関係

許可なしにICレコーダーで情報を録音してはいけない

　看護学科２年生のＤさんは、とても勉強熱心な学生です。いつも講義の時には、ICレコーダーを用意し、講義内容を録音していました。講義終了後はICレコーダーで講義内容を確認し、復習していました。

　このような行為が当たり前になっていたＤさんは、初めての実習場にもICレコーダーを持っていきました。
　実習初日に受け持ち患者さんにご挨拶をすることになり、指導者と看護教員と学生Ｄさんと３人で患者さんのベッドサイドにむかいました。
　ご挨拶をしてから病気のことについて５分くらいお話を伺いました。
　患者さんとの会話を終え、ナースステーションに戻ろうとした時に、看護教員は学生の胸ポケットが赤く光っているのを確認しました。

　教員はＤさんに
「ICレコーダーを胸ポケットに入れていませんか？」
と質問したところ学生は
「はい患者さんの言葉を漏らさず聞きとりたかったので、録音させていただきました」
と答えました。
学生は録音したことが悪いことであるとは思っていない様子です。
　看護教員は、この事実を指導者に伝え、再度３人でベッドサイドに行き、患者さんにさきほどの会話を録音していたことをお伝えし、おわびしました。
　すると患者さんは、「初めての実習で一生懸命だったのね」と笑って答えてくれました。

個人情報保護

解 説

　学生は、受け持ち患者さんに許可を得ず、だまってICレコーダーで患者さんとの会話を録音してはいけません。
　通常実習中はICレコーダーで情報をとることはしません。

　研究を行う時などは、患者さんの言葉をICレコーダーに録音する場合もあります。そのような時には、事前に充分な説明を行い患者さんの同意を得ることが必要になります。
　今回のDさんの行動は、ICレコーダーで会話を録音するという行為を、患者さんに説明もせず、同意も得ずに行ってしまったわけです。患者さんは、笑って答えてくれましたが、こうした行為は患者さんとの信頼関係を裏切ることにもつながります。

　Dさんのように学生は患者さんに同意を得ずに無意識に行ってしまうことがあると思います。
　しかし患者さんは、知る権利および自己決定の権利があるわけですから、そのことを意識して、患者さんと接するようにしましょう。
　仮に患者さんがICレコーダーでの録音を許可してくれたとしても、患者さんは録音されているということを意識してしまい、より良い人間関係が築けなくなることもあります。

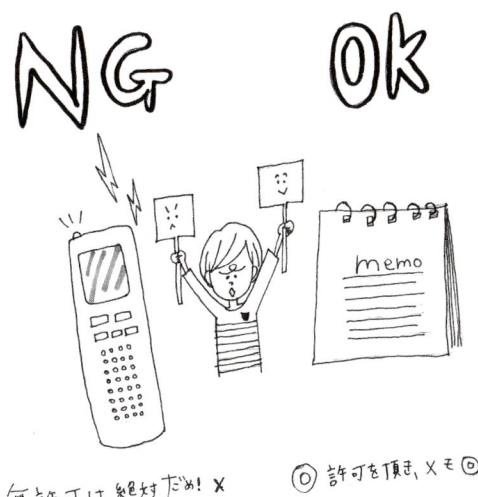

また個人的な情報を得る際には、利用目的について説明し、守秘義務を遵守する必要があります。

　看護における情報収集は漏らさず聞くことが重要なのではなく、**患者さんが何を訴えようとしているかを聴きとることが重要です。**

　さらにICレコーダーで録音すると、患者さんから得られる情報が膨大になり、どのように整理していいかわからない状況になってしまうこともあります。

　また収集してきた情報をコンピューターに取り込む場合は、USBなどの電子媒体を通じて膨大な情報が漏洩する可能性も出てきますので気をつけましょう。

　今回はICレコーダーの例を示しましたが、患者さんのベッドサイドでメモを取る時も、黙ってメモをするのではなく、患者さんに許可を得ることを忘れないようにしましょう。できれば、ナースステーションにもどってから、メモをするようにしましょう。

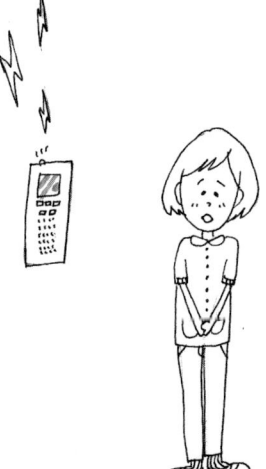

5 個人情報保護
紛失

関連する法律や倫理規定 5

●個人情報保護●
保健師助産師看護師法　第42条の2（秘密を守る義務）
　　　　第44条の3　第1項（秘密漏洩違反に対する罰則）
刑法第134条　第1項（助産師の秘密漏示）
日本看護協会　看護者の倫理綱領（2003年）
　5　守秘義務の遵守と個人情報の保護

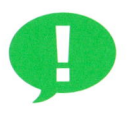

患者さんの状態等をメモした用紙を紛失してはいけない

看護学生Eさんが初めて1人の患者さんを受け持った実習でのことです。

この実習では、患者さんの情報収集、アセスメント、計画を立て、実際に看護を実施できるので、Eさんはやりがいを感じていました。

情報収集のために、受け持ち患者さんのバイタルサインを測定し身体の状態や訴えを聞いて丁寧にメモを取りました。

メモはいつでも取れるように白衣のポケットに入れていました。

その日は、入浴介助、リハビリテーション、検査の付き添いなどのケア、担当医からの検査結果の説明など慌ただしく実習が過ぎました。

実習終了前のまとめの時間に、いつものようにメモをみながら今日の記録を書こうとしたところ、ポケットに入れたはずのメモ用紙がないことに気づきました。

自分の記録物に紛れたのかと思い、探しましたがありません。ナースステーション、浴室、トイレなど病棟内を探しましたが見つかりません。
でも、メモに書いたことは大体覚えていたので記録は書くことができるし、仕方がないとあきらめることにしました。

しかし次の日、病棟に行くとすぐに指導者から声をかけられ注意を受けました。

学生がなくしたメモを他の患者さんが廊下で拾い、ナースに届け、メモの内容から患者さんや学生が特定できたのです。

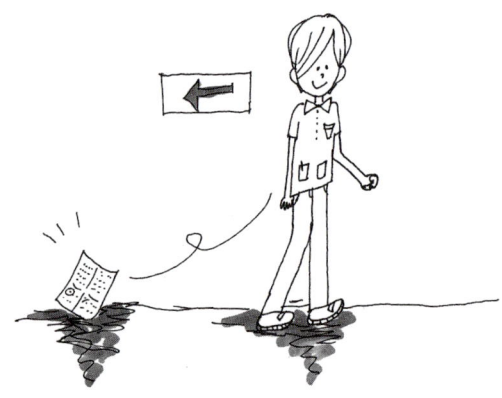

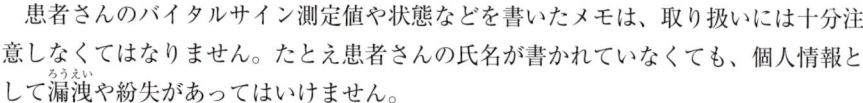

　患者さんのバイタルサイン測定値や状態などを書いたメモは、取り扱いには十分注意しなくてはなりません。たとえ患者さんの氏名が書かれていなくても、個人情報として漏洩や紛失があってはいけません。

　この事例では、実習前のオリエンテーションで
「1枚用紙はポケットから落ちたり何かに紛れても気づかないので、メモ用紙ではなくメモ帳を準備してください」
と説明されていました。

　しかし、その日学生はメモ帳を忘れてしまい、ルーズリーフ1枚を折りたたんでメモ帳代わりにポケットに入れていました。
　入浴介助のエプロンの取り外し、患者さんの介助、トイレ、時計や筆記用具の出し入れなど、白衣のポケットのものは落としやすい状況にあります。

　落とさない工夫（紐・ダブルクリップなどでとじる）、
　落とした時に気づく工夫（1枚紙ではなくノート型のメモ帳にする）
　が必要です。

個人情報保護

もし落とした場合は速やかに教員や看護師に報告し、対処が必要です。

　自分が困らないからよいということではありません。医師による検査結果の説明などがメモしてあれば、患者さんの状態などもわかります。

　病棟の患者さんなど誰かが拾えば、思わぬ問題に発展しかねません。
　たとえ患者さんが特定できなかったとしても、個人情報の書かれたメモが廊下などに落ちていれば、患者さんやその家族は医療者に対して不信感を抱くことになります。

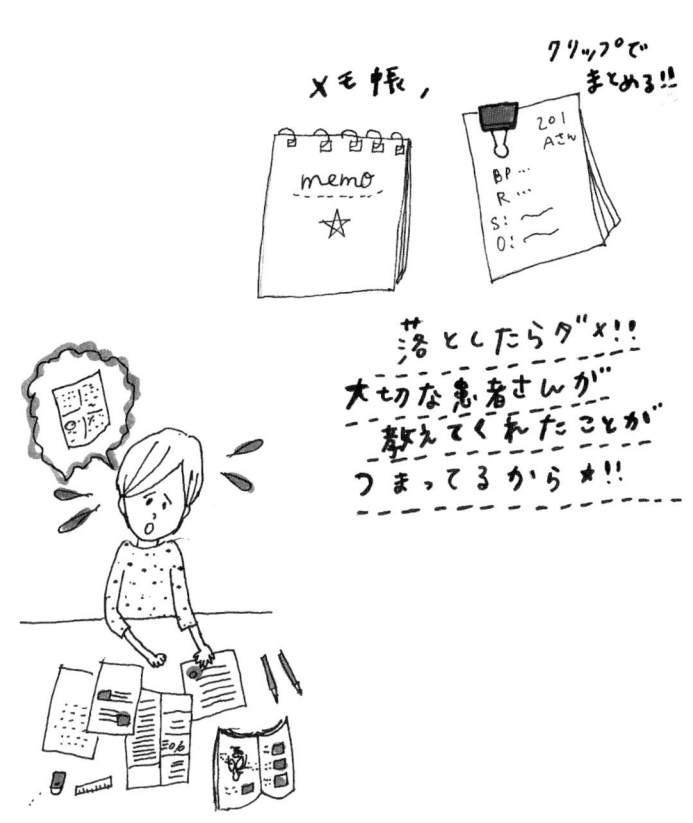

6 個人情報保護
会話

関連する法律や倫理規定　6

●個人情報保護●
保健師助産師看護師法　第42条の2（秘密を守る義務）
　　　　　　　　　　第44条の3　第1項（秘密漏洩違反に対する罰則）
刑法第134条　第1項（助産師の秘密漏示）
日本看護協会　看護者の倫理綱領（2003年）
　　5　守秘義務の遵守と個人情報の保護

病院のエレベーター内で友人と患者さんの状態を話してはいけない

　学生Fさんは、肝がんの患者さんを受け持っていました。
　倦怠感が強く転倒の危険もあるため、ほとんどベッド上でケアを受けている高齢の女性です。

　体を動かすのも辛そうですが、清拭やバイタルの測定などケアのたびに「ありがとう」とお礼をいってくださいます。「早くよくなって家に帰りたい」を繰り返していました。学生Fさんはできることなら家に帰る希望を叶えたいと、患者さんに寄り添い丁寧なケアを行っていました。

　ところがその日、主治医から家族に「余命は長くありません、今のうちなら外泊も可能です」と告げられました。

　学生は大変ショックでした。
　余命が長くないならば、なんとか1度だけでも外泊できないかと考えました。
　ところが家族は、外泊して何かあったら困ると断り、本人に会ってもいつもと変わらず帰ってしまいました。

　何ともやりきれない思いを抱えたまま実習が終わり、帰りのエレベーターに乗ると、上の階で実習していた看護学生の友達2人も乗っていました。
　友達の顔を見てほっとしたのと、今日の話を聞いてほしくて、友達ならどう思うか、明日からどうすればよいかアドバイスがほしくて、今日の出来事を一気に話しました。

個人情報保護

　患者さんのことと自分のことでいっぱいで、同じエレベーターに何人かの看護師や患者さんが乗っているのも忘れていました。

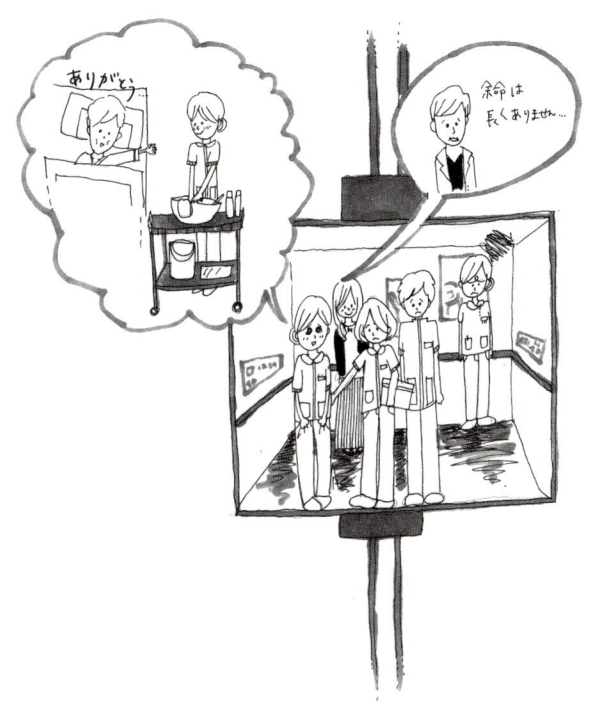

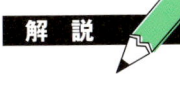

　翌日、エレベーターに乗り合わせていた看護師から実習病棟にこの報告と指導の要請があり、教員と指導者、学生でカンファレンスを開き、問題を話し合いました。

実習では、さまざまな体験をします。
初めてみる治療、処置、検査。
患者さんの症状、苦痛、訴え。
初めて体験するケア、失敗、手ごたえ。
指導者からの注意、魅力的な看護師の姿。

どれもが新鮮で、刺激的で、一人では解決できない問題もあります。
同じ体験をしている学生同士で話したくなる気持ちはわかります。

しかし、それらの体験はどれも患者さんの個人情報と密接な関係があります。また、病棟で働く医療従事者、医療者を目指す学生だから知りえる内容や事柄です。

　医療従事者には、**守秘義務が課せられています。**
　たとえ、病棟や更衣室など医療職しかいないから話してもよいだろうということではありません。
　まして、院内のエレベーター、トイレ、廊下など、患者さんやご家族、一般の人にも聞かれる可能性のある場所で話すことはあってはなりません。

　考えてみてください。自分の家族が入院し、受け持った学生が家族の状態を学生同士でおしゃべりの話題にしていたらどうでしょう。

　実習が終わって病棟を出ても、ユニフォームを脱いで学生だけになっても、医療職の一員であることを自覚した行動が求められます。

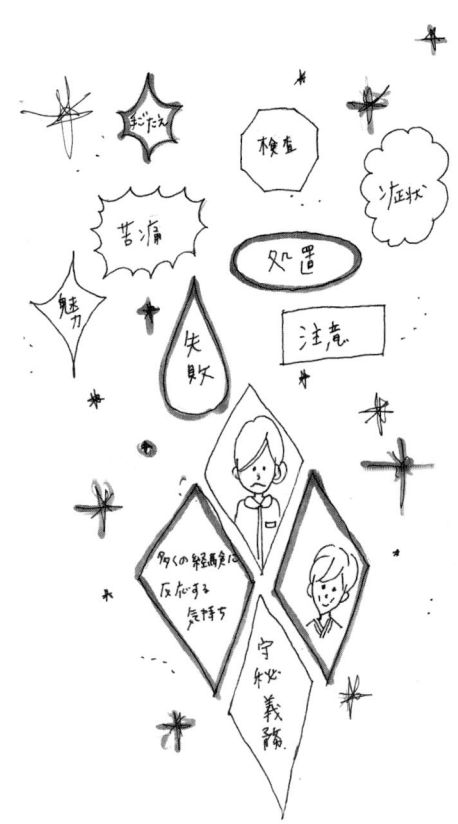

7 個人情報保護 案内

関連する法律や倫理規定　7

●個人情報保護●
保健師助産師看護師法　第42条の2（秘密を守る義務）
　　　　　　　　第44条の3　第1項（秘密漏洩違反に対する罰則）
刑法第134条　第1項（助産師の秘密漏示）
日本看護協会　看護者の倫理綱領（2003年）
　　5　守秘義務の遵守と個人情報の保護

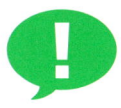

受け持ち患者さんの情報をみだりに伝えてはいけない

　看護学科3年生Gさんは、2週目に入り、受け持ち患者の情報収集のためにナースステーションにいました。

　そこに、50〜60歳代の男性から
「＊＊さんが手術をなさったと聞き、面会に来たBですが、お部屋を教えてください」
と声をかけられました。
　ちょうどその時、スタッフの姿がなく、即座に対応ができず、「はい」と返事をしました。
　「先ほど、食事の配膳の時には＊＊さんの食事膳があったこと」
　「コミュニケーション技術の基本では挨拶ができること」
を瞬時に思い出して、＊＊さんの居室を確認するために居室一覧で探しました。
　そこに指導者が戻ってきました。
　受付に男性と、学生Gさんの姿をみて指導者は
「何かわからない事があるのかしら」
とGさんに問いかけました。
　Gさんが
「＊＊さんの面会に来た方に居室を確かめて案内しようとしています」
と答えました。しかし、指導者は受付に行き
「＊＊さんは療養中なので、御面会の方には皆様にお断りをするように依頼されています。お待たせしてすみませんでした」
と伝えました。
面会のBさんは

「そうですか。わかりました」といって立ち去りました。

　指導者は、学生Gさんに
「ありがとう。面会の方に対応してくれたのですね。でも受け持ち患者以外の対応はしなくていいですよ」
と注意を伝えました。学生Gさんは対応したことに感謝されたと思い、その時は「はい」と返事をしました。

　学生Gさんは実習終了前に担当教員に呼ばれたので、
「何だろう、もしかしてあの面会の方への対応かな…」と思いました。
　その後、担当教員から面会者に対して行ったこと、そのことをしようとした時に考えたことを確認され、反省文を書くよう指導されました。
　担当教員とともに指導者、看護師長のところに行き謝罪しました。

解 説

　実習中に知り得る患者さんに関する情報は**カルテだけではありません。受け持ち患者さん以外の患者さんに関する対応が必要な時は必ず**、指導者、教員に確認して対処します。

　この事例は、食事の配膳時に知った情報から入院患者さんの氏名を知り、面会の方を案内するところでした。
　この患者さんは入院しているということを知られないよう面会をお断りする依頼を看護師に伝えていました。

　学生Gさんは実習前のオリエンテーション、患者さんを受け持ちする際の同意書を通して、患者さんの個人情報の守秘義務について聞いていたので、気をつけていました。

　この時、「面会したい」と声をかけられた時、他の受け持ち患者さんが、面会の方にお会いした時のうれしそうな場面を思い出し、夢中で患者さんの部屋を探してしまいました。

　『指導者の方からは「ありがとう」といわれたので、その時は待たせないで対応し

個人情報保護

たことで感謝されたと思っていました』

　受け持ち患者さん以外での対応はその患者さん独自の情報があるので、受け持ち以外の患者さんのことを聞かれた時は、待っていただいても指導者、担当教員に連絡することが大切です。

　受け持ち患者さん以外のことであれば、「学生ですので、スタッフに連絡します」がよいでしょう。

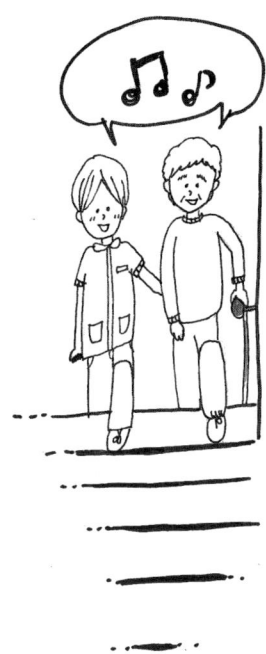

8 個人情報保護
記録

関連する法律や倫理規定　8

●個人情報保護●
保健師助産師看護師法　第42条の2（秘密を守る義務）
　　　　　　　　　第44条の3　第1項（秘密漏洩違反に対する罰則）
刑法　第134条　第1項（助産師の秘密漏示）
日本看護協会　看護者の倫理綱領（2003年）
　　5　守秘義務の遵守と個人情報の保護

 # 電子カルテの内容を印刷した用紙を病棟から持ち出してはいけない

　看護学生1年生のHさんは、今日から初めての病棟実習です。
　緊張しながら病棟へ行くと、
「おはようございます、この紙を是非参考にしてくださいね」
と師長さんから声をかけられ、グループ全員に1枚ずつ資料を渡されました。

　資料には、入院患者さんのお名前と疾患名、治療内容の一覧表が記載されていました。それらは、電子カルテの内容を印刷したものでした。

　一覧表は実習をする上で大変役立つものだったので、Aさんは実習服のポケットに入れ、時折一覧表を確認しながら1日の実習を終えました。

　大学に戻り、着替えをして、帰宅しようとした時に、実習担当の先生に会いました。今日の実習の様子など楽しく話している中で、
「師長さんからいただいた一覧表がとても良かったですよ。自宅に戻って記録に使います」
と話しました。
　教員は、グループの学生を全員集め、一覧表は家へは持ち帰らずに、病棟の所定の位置へ返却する、もしくは必要事項を確認した後に、シュレッダーで破棄するよう、指導しました。

解 説

　電子カルテのデータを印刷したものを、病棟から持ち出してはいけません。患者さんの氏名や治療内容が記載されている場合はもちろん、たとえ氏名の記載がない場合でも、年齢や性別、疾患や治療内容から患者さんを特定できる場合があります。また、自宅に持ち帰った場合、家族や友人などの目に触れることも考えられます。管理の面では、紙1枚をポケットに入れていた場合、他のものを取り出した時に落としたり、何かに挟まってしまったり、紛失する可能性が高いと考えられます。

　患者さんについて電子カルテから情報を得る時は、自分のメモ帳や記録用紙に記録し、データの印刷は必要最小限にとどめましょう。やむを得ず印刷した場合は、管理に留意し、病棟から持ち出さず、目的が達成できればすぐにシュレッダーにかけ、破棄しましょう。

　今回の事例では、1年生の初めての実習だったので、印刷資料を渡した時に、病棟師長からの指導が欠けていたことも指導者側の反省点でした。

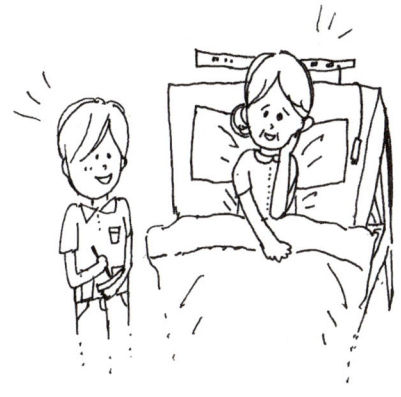

COLUMN 1

▶排泄を促す援助（下剤、浣腸）について

　排便を促す際に薬剤をつかう際は、まず「**薬剤が本当に必要なのか？**」と考えることが大切である。

　対象者の消化管機能、排泄物の貯留原因や貯留位置、排泄動作、水分出納、血圧などのアセスメントを行い、使用する薬剤の適正や使用時の留意点を確認する。さらに、**作用機序や作用時間をふまえて、服薬する時間帯や他のケアとの併用を考慮する**ことが必要である。下剤や浣腸により排泄が誘発されると、**直接的に腸内圧が高まる**ことや、排泄に伴う**怒責、腸蠕動亢進による疼痛**などで血圧が上昇する可能性がある。

　一方、排泄物の貯留によって腹圧が高まっていた場合は、排泄後に血圧が低下する場合もある。そのため、**排泄場所や方法、移動時の安全への留意**が重要になる。

1．下剤の内服

　下剤には血行性または直接、結腸粘膜に作用して、**腸管内への水分移行作用・腸管内の水分吸収抑制作用**により、腸内容物の容量を増加させたり、やわらかくしたりして、**排泄を容易にする薬剤**や、腸を刺激して**腸管蠕動運動を促進する**ことで排泄を促す薬剤がある。

　内服薬と座薬があり、座薬には上記作用の他に、**直腸内で二酸化炭素を発生**し、ガスを充満させることで直腸内圧を高める作用を持つ薬剤もある。**下剤の使用は、一般に急性腹症や器質的原因による便秘の場合には禁忌**である。

　排泄後は「出て良かった」で終わるのではなく、**排泄物の量や性状**とともに、**出血の有無、腹部症状、貧血、血圧の変化の有無など**を観察する。特に、**内視鏡検査や消化管手術前に下剤を使用する場合には、特殊な飲み方**（例：2〜4Lの薬剤を1L/hかけて内服）をして、排泄液が透明になるまで腸内容物を排出することが必要なため、**服用前の説明や排泄時および排泄後の観察やケアが重要**である。

2．浣　腸

　浣腸は、直腸から逆行性に薬液を注入し、排泄を促す方法である。下剤同様に薬剤使用の必要性を検討する他に、**肛門周囲の損傷や痔核の有無、粘膜の易損傷状態の有無など**により、適応を確認する。

　体内に、直接、薬剤を注入するため、浣腸液は、湯煎などにより直腸温（37.5〜38℃）よりやや高めの40〜41℃に加温して準備する。**直腸温より低温の場合は、末梢血管収縮により、血圧が上昇したり、寒気を感じやすくなる。高温の場合は、直腸粘膜の熱傷を起こす危険性がある。**

　浣腸液の容量によっては、容器内中心部の薬液温度と表面付近の温度が異なる場合もあるため、**液を撹拌してから温度を確認する**ことが大切である。

　浣腸を行う際は、直腸からS状結腸・下行結腸までの解剖学的位置関係を考慮するとともに、**直腸穿孔を予防する**ために、対象者の体位は膝を屈曲した**左側臥位が望ましい**（立位で実施した際の直腸穿孔事故事例が報告されている。日本看護協会、医療看護安全情報「立位による浣腸実施の事故報告」）。

　浣腸後は**迷走神経反射による血圧低下や電解質バランスの変化により、ショックに陥る場合もまれにあることも留意しての観察が必要**である。

9 医療安全
感染予防

関連する法律や倫理規定 9

学校保健安全法　第19条（出席停止）
感染症の予防及び感染症の患者に対する
　　　　　　医療に関する法律　第6条　第6項（5類感染症）
医療法　第6条の10（医療安全の責務）
民法　　第709条（不法行為）
刑法　　第204条（傷害罪）

発疹（ほっしん）・発熱のある時には実習に行ってはいけない

　看護学科3年生のIさんは、朝起きると、少し倦怠感（けんたい）があり検温すると37.2℃でした。

　しかし、小児看護学実習中で、午後から中間カンファレンスが予定されており、行かなければと思い頑張って実習に出ました。
　微熱のため、
「少しくらいの熱だったら、先生にいわなくてもいいや」
と思い、指導者や担当教員には話していませんでした。

　担当していた子どもは、気管支喘息中発作で入院した2歳の男子で、ステロイド薬を使用していました。

　Iさんは、午前中の検温や清潔ケアは何とか終えましたが、徐々に倦怠感が強くなり、体温も上がってきているように感じ、腹部のあたりにはかゆみを感じていました。

　その時に初めて担当教員に状態を説明し、体温測定をしたところ体温38.5℃で、腹部を見ると水疱を伴う紅斑が散在していました。

　担当教員から発疹がいつからあったのかを確認され、Iさんは
「昨日入浴した時に腹部に赤い発疹が2〜3個あることに気づきましたが、特に気にしませんでした」と話しました。
　担当教員は、Iさんを面接室に連れて行き、ここで待機するように話し、直ちに指

導者と病棟師長に
「学生 I は水痘の疑いがある」
ことを報告しました。

　看護師長は学生 I さんが担当している子どもの主治医に報告し、学生 I さんは診察を受けた結果、水痘との診断がされました。

　I さんは水痘の抗体価(こうたいか)が低く、ワクチン接種をするように大学の保健室から指導されていましたが、ワクチン接種はしていなかったのです。

　直ちに、I さんが一昨日から接触した可能性のある子どもたちが確認され、水痘未罹患もしくは予防接種を未接種の子どもの家族に対して、主治医から電話で事情が説明され、家族の承諾を得て子どもにはγ（ガンマ）-グロブリン注射が行われました。

　学生 I さんは、すべての発疹が痂皮(かひ)になるまで出校停止で、自宅待機となりました。実習担当教員と看護学科主任が実習病院に報告に行き、謝罪しました。
　I さんは回復を待って、事故報告書を作成し、実習担当教員と実習病院に謝罪にいきました。

　幸いなことに、入院している子どもたちの２次感染は防ぐことができました。

解　説

　健康な子どもが水痘のような感染性疾患に罹患した場合には、そのほとんどは経過は良好です。

　しかし、気管支喘息やアトピー性皮膚炎などでステロイド薬を使用していたり、小児白血病などの悪性腫瘍の治療をしている場合、免疫不全の状態にある場合などは重篤化し、脳炎や肺炎を合併して死に至ることもあります。

　今回、I さんは、自分が水痘の抗体価が低いにもかかわらず、
・ワクチン接種をしていなかったこと
・その旨を担当教員に話していなかったこと
・腹部に発疹があり、翌日には微熱があったにもかかわらず、教員に連絡・相談する

ことなく無理をして実習に出てしまったことにより、入院している子どもたちとその家族そして病棟に多大な迷惑をかけてしまうことになってしまいました。

　幸い2次感染は抑えられましたが、2次・3次感染へと延々と続く場合もあります。

　このような事態を避けるために、学生として以下の点に注意をしましょう。
・実習に出る前には、感染性疾患（**水痘、麻疹、風疹、流行性耳下腺炎**）の抗体価は必ず調べて、抗体価が低い場合にはワクチン接種をしておきましょう。
（アレルギーなどでワクチン接種ができない場合には、あらかじめ担当教員に伝えておきましょう。）
・**上記の感染性疾患の発疹・発熱などの症状の特徴とその経過・感染経路・潜伏期・感染期間を確認しましょう。**
・体調が悪く（特に微熱・発疹・嘔吐・下痢・咽頭痛・咳などの症状がある）、感染性疾患の疑いがある時は、実習に行く前に担当教員に相談した後、受診し、実習は休みましょう。

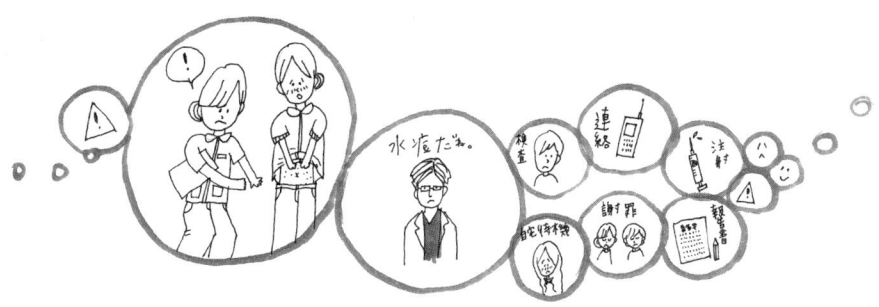

10 医療安全
体調管理

関連する法律や倫理規定 10

学校保健安全法　第19条（出席停止）
感染症の予防及び感染症の患者に対する
　　　　医療に関する法律　第6条　第6項（5類感染症）
医療法　第6条の10（医療安全の責務）
民法　第709条（不法行為）
刑法　第204条（傷害罪）

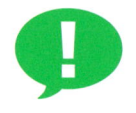

❗ 体調が悪い時に、無理に実習へ出てはいけない

　看護学科3年生のJさん、今日は実習5日目でした。
　朝から頭が痛くて食欲がありません。熱を測ると37.2℃で少し寒気もありました。でも、今日は患者さんと洗髪の約束をしていたので「休むわけにはいかない」と考えました。市販の解熱剤を内服し実習へ行きました。

　午前中、Jさんが患者さんのベッドサイドで、患者さんと洗髪の方法について話していると、急に目の前が暗くなりました。

　気が付くと病棟の処置室のベッドに横たわっており、吐き気と寒気でとても実習できる状態ではありませんでした。熱を測ると38.5℃、脳貧血の症状もあり、歩くことができないため、下肢を上げて少し休むことになりました。

　1時間ほど休むと吐き気はなくなり、歩けるようになったので、担当教員の指示でそのまま帰宅しました。帰宅の際に近く医院を受診したところ、診断名は上気道炎（風邪）でした。

　Jさんは数日後、患者さんが『私が無理させたからじゃないかしら…』と気になさっていたことを、担当教員から聞きました。

解 説

　体調が悪い時、もしくは感染症にかかっていると考えられる場合は、無理に実習に行ってはいけません。自分自身が、患者さんや医療スタッフ、他の学生などの感染源になる可能性があります。

　この事例は上気道炎でしたが、他者に感染させる可能性は十分あります。まして**インフルエンザなど感染性の強い疾患の場合**は、病院中に広まる可能性も高く、罹患した患者さんが急変する可能性も否定できません。また、体調不良の学生を患者さんがご覧になると、患者さんはどのように思われるでしょうか。

　原則として、発熱がある、具合が悪いなどの場合は、担当教員もしくは病棟指導者へ連絡し、どのように行動したら良いのか相談しましょう。症状（**熱が高い、発疹が出ている、耳下腺が腫れている**など）によっては感染症も考えられますので、受診することが必要だと思います。

　体調の自己管理も学習のうちですので、普段から健康管理に努めることが大切ですね。

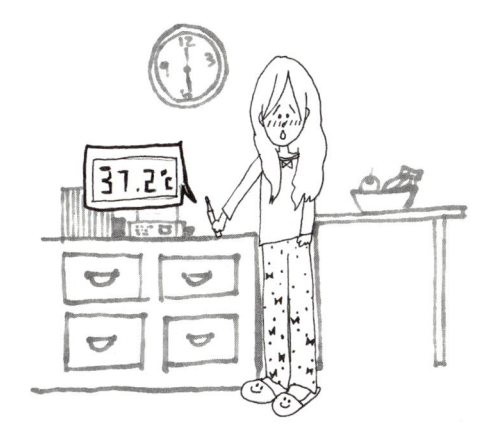

11 医療安全　成人看護（胃）内視鏡検査

関連する法律や倫理規定　11

保健師助産師看護師法
　　　第5条（看護師の業務）
　　　第6条（准看護師の業務）
　　　第31条　第1項（非看護師の業務禁止）
　　　第32条（非准看護師の業務禁止）
民法　第709条（不法行為）

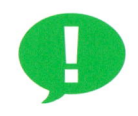

❗「水を飲みたい」という患者さんの要望に安易に応じてはいけない

　学生Kさんの受持患者さんは4人部屋にいます。
　Kさんは受持患者さんだけでなく、同室の患者さんにもあいさつは欠かさず、時々皆でお話もしていました。

　ある日、同室患者さんの高齢のHさんが、検査を終えてベッドに横になっており、かすれた声で
「ああ、…喉が乾いてしかたない…。学生さん、テーブルのお茶を、それ（吸い飲み）に入れてくれないかしら」
とKさんに頼みました。
　Kさんは、ベッドサイドテーブルの上にお茶が置いてあるので、Hさんの要望に応じて、吸い飲みにお茶を入れ、取りやすいように床頭台の上におきました。

　その後、その部屋の担当看護師がやってきました。そして、
「Hさん、もう昼食の時間ですが、まだ喉の麻酔が効いていますから、あと30分くらいしたら私がまた来ますので、お茶や食事はしばらく我慢してくださいね」
と声をかけて退室しました。

　Kさんはそれを聞いて、あわてて
「Hさん、お茶を飲みましたか？…ごめんなさい。私知らなかったので、吸い飲みに入れてしまいました…もうしばらく、飲んではいけないのですね」
と、Hさんに話しかけました。

　幸い、Hさんは、まだ吸い飲みに手を伸ばしていませんでした。

Kさんは、ベッドサイドテーブルに吸い飲みを移し、
「ごめんなさい。もうしばらく待って下さいね」
とHさんに伝えました。

その後、指導教員にこのことを伝えると、
「なぜ、Hさんが、一人でお茶を飲むといけないのかわかりますか？ そのことを理解しないで援助してはかえって危険なのです」
と指導されました。

解　説

　病院では、検査や治療に応じて、患者さんに飲水や食事を禁じていることがあります。Hさんは胃の内視鏡検査のために、咽頭に麻酔薬を用いていたため、誤嚥の危険性があり、検査後もしばらく（麻酔の効果がなくなるまで）飲水を禁じられていました。

　臨地実習では、原則として受け持ち患者さん以外の患者さんの援助はできません。受け持ち患者さんの同室の患者さんの病状や状態を知らない実習生が援助して、患者さんの安全が阻害される可能性が生じるからです。

　学生Kさんのように、自分の受持患者さんだけでなく、同室の患者さんに挨拶したり、良い関係をつくろうと努力することは大切です。また、同室患者さんに頼まれれば、イヤといえない気持ちになりますが、安易に援助することによって、患者さんを危険な目にあわせる場合があることを念頭に置く必要があります。

　今回のような場合は、Hさんの要望を担当の看護師に伝えて対応してもらうようにしましょう。

12 医療安全 気管支鏡検査〈咽頭麻酔〉

関連する法律や倫理規定 12

この事例は医学・看護学上の問題であり、法律・倫理上の問題はない。

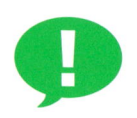

❗ 気管支鏡検査直後の患者さんは飲食をしてはいけない

看護学科3年生のLさんは、今病棟に来ています。

気管支鏡検査から帰室した直後の受持ち患者Bさんに
「口が乾いているので水を飲みたいから持ってきてほしい」
と頼まれました。

看護学生Lさんは、Bさんの意識がはっきりしているので大丈夫だろうと思い、担当看護師に受け持ち患者の要求を伝えました。

解説

気管支鏡検査直後は飲食をしてはいけません。

気管支鏡検査は標準径10mm程度のスコープを挿入して行います。
気管支鏡を挿入していく時に出現する咽頭反射（いんとうはんしゃ）を抑えるために検査直前に咽頭麻酔を行っています。
咽頭麻酔は30〜45分程度持続します。
したがって麻酔の効果が持続している間は、誤嚥の可能性があるので検査終了後1時間程度は禁飲食とします。

検査終了１時間後、少量の水を飲み、むせがなければ飲食が可能であることを説明します。

また、受持ち患者Ｂさんが
「口が渇いているので」
といいました。

　これは内視鏡検査を適正に行うことを目的として、気管支収縮予防と気道分泌量を抑制する鎮痙薬として抗コリン薬（アトロピン）を使用しているためです。
　抗コリン薬は、アセチルコリンがアセチルコリン受容体に結合するのを阻害する薬物で、副交感神経が抑制されます。
　その作用として口の渇き、眠気、散瞳、心悸亢進、排尿障害などの症状が出現します。
　また検査後に、散瞳のため物がぼやけて見えるなどの症状が出現することを伝え、転倒に注意する必要があります。
　したがって、単に意識がはっきりしているからといって、飲水は危険です。咽頭麻酔がきれていることを指導者とともに確認することが大切です。

　外来の患者さんの場合は、**検査の日は自転車や自動車の運転は危険**なので検査前から乗ってこないように説明します。

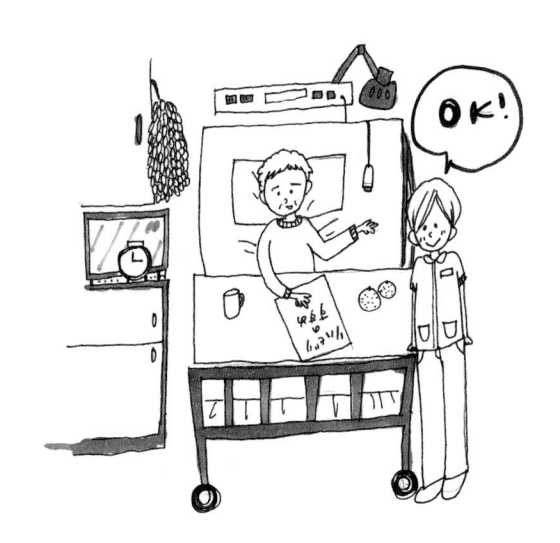

13 医療安全
ケア

関連する法律や倫理規定 13

保健師助産師看護師法
　　第5条（看護師の業務）
　　第6条（准看護師の業務）
　　第31条　第1項（非看護師の業務禁止）
　　第32条（非准看護師の業務禁止）

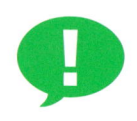

❗ 指導者の許可を得ずに患者さんのケアを実施してはいけない

　看護学科3年生のMさんの受け持ち患者さんは、1週間前に脳梗塞で入院し、数日前にリハビリテーションが開始されたばかりでした。

　この患者さんの脳梗塞は心原性の脳梗塞で、抗凝固薬であるワーファリンを長く服用していました。

　患者さんの脳梗塞の後遺症として、左上下肢の運動麻痺があり、看護師の監視下で立位訓練、移乗動作を実施しています。患者さんは筋力低下もあり、立位保持もままならず、立位になるとすぐに車椅子に倒れ込んでいました。

　Mさんは、患者さんの看護の方向性を
「転倒予防」、「再発予防」
と考えケアに取り組みましたが、
患者さんの「立位保持」、「移乗動作」
は不安定であるため、ケアのほとんどは看護師の実施を見学することでした。

　また心原性の脳梗塞であるため、積極的に離床させることができず、環境整備、バイタルサインの測定は一人で実施していましたが、他のケアは、看護師とともに実施していました。

　Mさんは患者さんから「○○ちゃん」と下の名前で呼ばれ、家族とも親しく話し、患者さんとの関係は良好のようでした。

医療安全

　しかし実習生として看護しているという自負があったのに、患者さんから娘や孫のように可愛がられ、「看護学生として見て欲しい」と悩んでいました。

　ある日のカンファレンスでMさんは、
「患者さんから爪を切って欲しいといわれたので切りました」
と発表をして指導者を驚かせました。
　その反応にMさんは
「いけなかったんですか？　爪切りぐらい誰でもできることだと思って報告しませんでした」
といい指導者がなぜ驚いているのかわからないようでした。
　Mさんは、患者さんの爪切りだけでなく、歯磨きや整髪なども許可を得ずにやって良いケアだと思っていました。

解説

1．指導者のチェックを受けずに勝手にケアしてはいけない
　患者さんにケアを提供する前には、
必ず指導者からケアの目的、方法、注意点などのチェックを受ける必要があります。

　Mさんは、歯磨き、整髪、爪切りなどのケアは患者さんが日常的に行っているものであり、看護師免許がない学生でもできる行為だと考えていました。

　しかし、この患者さんは、抗凝固薬であるワーファリンを長く服用していたため、易出血の危険性があります。

　Mさんは、そのことをまったく考えていませんでした。

　この患者さんにとって、歯磨きや整髪も同様です。日常的な行為だからということで勝手にケアすることは許されません。

　これは他の疾患の患者さんを受け持っていた場合でも同様です。患者さんの病態生理を理解し、ケアの必要性や注意事項などを考える力が学生のうちは、十分備わっていません。

それを自覚して受け持ち学生として責任ある行動をとることが大切です。

２．看護師と共にケアするという責任感

Ｍさんは、実習生として患者さんに関わり、信頼は得ていたものの「看護師」として見られていないことに焦りを感じていたようです。
その気持ちが直接的な日常生活援助をしたいという気持ちになったようです。

Ｍさんが看護師と共に行っているケアが見学であっても、目的、方法、注意点などはＭさんが計画したものであり立派なケアです。

ただ免許がない学生が一人で実施するにはいろいろな危険をはらんでおり、患者さんにも迷惑がかかってしまいます。

なにより患者さんの安全ために、**看護師と共にケアすること**が必要だということを忘れないでください。それが実習生として持つべき責任感だと思います。

３．ケアした後はすぐに報告しなければいけない

爪切りの後、特に問題なかったからよかったのですが、本来であれば、ケアした後、問題のあるなしにかかわらず、実施状況、患者さんの反応などをすぐに指導者に報告しなければなりません。
皆さんだけで患者さんを看ているのではなく、看護チーム全体で患者さんを看ています。
そのことを自覚して実習してきましょう。

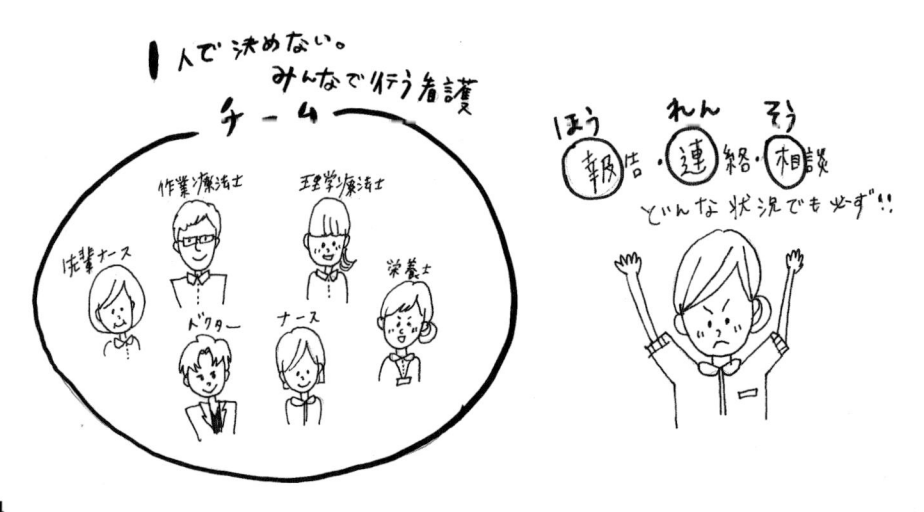

COLUMN 2

▶上肢（上腕動脈）での血圧測定の禁忌と対応

　血圧は、通常、上腕にマンシェットを巻き、肘窩の上腕動脈を聴診して測定される。
　下記の場合は、原則として当該側の上肢では**血圧測定は禁忌**である。

1．血圧測定の禁忌要件とその理由
1）人工透析患者のシャント造設肢
　マンシェットで血管を圧迫することでシャントが閉塞しやすくなる。

2）創がある上肢
　マンシェットで血管を圧迫することで血流が途絶えるため、**創の治癒を遅延**させたり、**痛みを増強させる**可能性がある。

3）乳がんの手術に伴い腋窩のリンパ節郭清を行った側
　マンシェットで血管を圧迫することで血液やリンパ液の流れが途絶えるため、**浮腫が出現**しやすくなる。

4）点滴静脈内注射刺入側の上肢
　マンシェットで血管を圧迫することで、**点滴が中断**してしまったり、点滴が中断することで**注射針内に血栓ができ、閉塞**しやすくなるため。

5）麻痺側上肢
　自律神経の働きが断絶していたり、筋のポンプ機能が低下しているために、健側に比べて**低い値**となる。

2．両側の上肢が血圧測定禁忌に該当するケースの血圧測定
　片麻痺があり、健側の上肢に点滴している場合、前腕にシャントがあり反対側の上肢から点滴をしている場合など、上肢の両側が**血圧測定禁忌**である患者の血圧を測定する場合は下記の方法で測定する。

1）下肢での血圧測定
　両上肢での血圧測定が不可能な場合は、下腿にマンシェットを巻き、足背動脈触知（または聴診）による血圧測定を行う。

2）原則として禁忌であるが、上肢での血圧測定が可能な場合
　点滴静脈内注射内に使われている薬剤が、短時間の中断では身体に何らかの影響を及ぼす可能性がない場合（**昇圧剤や降圧剤など、注入が中断されると血圧が変動する薬剤が使われている場合は禁忌**）は、点滴静脈内注射針刺入側の上肢で、マンシェットによる圧迫時間が短時間になるよう、手早く血圧測定を実施する。
　ただし、**マンシェットを巻く位置や、聴診器を当てる部位が点滴の針先を動かす可能性がない場所**であることを確認し、測定時に点滴針の先が血管から外れて**点滴が漏れてしまわない**ように慎重に、しかも、**短時間で測定できる技術**が必要である。
　また、麻痺の程度によっては、左右の上肢間で血圧に差が生じないケースもあり、その場合は、麻痺側の上肢で測定することもある。

　いずれの場合も、必ず、**指導者や受け持ち看護師に自分の考えを伝えて助言を受けたうえで測定方法を決め、患者にも実施方法を説明し、同意を得てから測定**する。
　また、血圧の測定で迷うような患者さんの場合は、**診療録に測定部位や方法が記載されていることもあるので、記録などで確認**する。

14 医療安全 — 成人看護

関連する法律や倫理規定 14

「薬剤の使用は看護師の役割として重要である。医師の指示はあっても最終的に患者の状態に応じて使用するかどうかの判断と使用前後の観察をすることが重要である。」

過失に対する予見可能性と結果回避義務。
関連法規：民法415条、709条など。

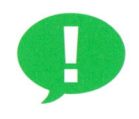

❗ 判断に迷った時に、患者さんへの思いだけで行動を決めてはいけない。

学生Nさんは手術後の患者さんを受け持っています。
ケアの相談に伺うと
「朝から手術した傷が痛んでつらい、なにもしたくない」
とおっしゃいました。
痛み止めの麻酔薬（PCA〔Patient Controlled Analgesia：自己調節鎮痛法〕）を追加していても痛みは取れていない様子だったので患者さんと相談して鎮痛時指示薬の座薬（ボルタレン）を使用しました。これまでの患者のアセスメントと座薬の作用から考え、学生は使用後（30～60分）に、痛みの変化だけでなく体温・血圧や尿量等の観察を計画しました。

しばらくして、ベッドサイドに訪室すると、患者さんは額にしわをよせて閉眼していました。
顔色が悪いように感じましたが、痛みが取れて寝ているため起こさない方がよいと判断し、観察をせずに戻ってきました。

しかし、やはり様子が気になるため、教員に相談し、一緒に様子を見に行ったところ、教員から、すぐにバイタルを測定するようにといわれました。
患者さんに声をかけましたが、ゆっくりと眼をあけるだけで返事はありません。
皮膚はしっとりと湿っており、血圧は低下、脈は速拍していたため、スタッフコールを押しました。
学生の観察結果をもとに指示薬の変更や看護計画追加などの対応がなされました。

解 説

　患者さんが痛みでつらそうにしている時は、少しでも早く楽になっていただきたいと願うものです。
　本事例の学生Nさんも患者さんを思いやるがために起こさない方が良いと判断しました。もちろん、その気持ちも大切ですが、患者さんの身体的な反応を確認するために必要な観察を、タイミングよく行うことも重要です。

　どのような情報から「**寝ている**」と判断したのでしょうか。
　「**閉眼**」という一つの情報だけでなく、多くの情報を的確に活用して「具合が悪い」のではなく、「心地よく寝ている」と判断することが大切です。
　そのためにも患者さんのアセスメントから、状態に合わせた測定方法や順序を工夫して、患者さんの安楽を確保しつつ正確な観察・測定ができるようになりたいものです。

　本事例では、学生が薬剤使用後の観察を気にかけていたことで、異常が早期発見され、大事には至りませんでした。
　鎮痛薬のように耳慣れた薬剤や使用頻度の高い薬剤だとその効果や安全性を過信しがちです。
　鎮痛薬だから、座薬だから、以前使ったことがあるからなどと過信せず、現在の患者さんに使用した場合の反応をよくアセスメントして観察を怠らないことが重要です。
　学生Nさんのように「**やっぱり気になる**」と気付ける感性と「**相談し確認を受ける**」という行動力は大切に育んでもらいたいものです。

15 医療安全
成人看護

関連する法律や倫理規定 15

日本看護協会　看護者の倫理綱領（2003年）
第7条　看護者は、自己の責任と能力を的確に認識し、実施した看護について個人としての責任を持つ。
　　　看護者は自己の責任と能力を常に的確に認識し、それらに応じた看護実践を行う。(中略)。自己の能力を超えた看護が求められる場合には支援や指導を得て、看護の質を保つように努める。

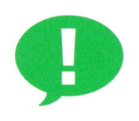

❕ 患者さんの急な変化に対しても患者さんを一人にしてはいけない

事例1：学生のOさんが受け持ち患者さんと話していると、急に目をつぶり息苦しそうにしはじめました。「大丈夫ですか？」と声をかけるが返事はありません。困った学生は看護師さんを呼ぶためにベッドサイドを離れ廊下へ。担当看護師さんがみつからずにうろうろしている時に、別の看護師さんが部屋に来て患者の様子に気付きました。

事例2：学生のPさんが受け持ち患者さんのケア中に、同室の患者さんが急にむせ込み苦しそうにしているのが聞こえてきました。ケア中でしたが受け持ち患者さんから「見てあげて」といわれて退席し、Pさんがその患者さんのところへ行くと、気管切開部から痰がでたり入ったりして苦しそうにしています。看護師さんを探しに行きますが担当看護師がわからずに困ってしまいました。

解 説

　実習中に受け持った患者さんが急に具合が悪くなることがあります。突然のことに驚きますが、患者さんを一人にはしないでください。

　急変を発見し自分の能力を超えた看護が必要な場合には、迷わずに的確な実施者に指導や支援を依頼することは重要です。その場を離れずに、ナースコール（スタッフコール）を押して、対応可能な看護師にすぐに来てもらいましょう。

　患者さんの状態は変化しやすく、対応が急務です。あっという間に呼吸停止や心停止を起こし救急蘇生が必要になる場合も少なくありません。患者さんのそばに付き添い、自分にできることを確実に実践しましょう。

　意識、呼吸、循環の兆候と患者の反応をよく観察し、可能であれば時間も記録しておくと良いです。患者さんを安楽な体位に整えたり、寝衣・ベッド周囲の危険物を取り除くなどして二次的障害（気道閉塞、誤嚥、外傷など）の予防に努めることもできますね。急なことで戸惑いますが、常に患者さんに声をかけ続けることが一番大切なのかもしれません。

16 医療安全 老年看護 転倒予防

関連する法律や倫理規定　16

保健師助産師看護師法
　　第5条（看護師の業務）
　　第6条（准看護師の業務）
　　第31条　第1項（非看護師の業務禁止）
　　第32条（非准看護師の業務禁止）
　　民法　第709条（不法行為）

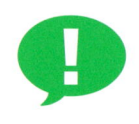

❗ 患者さんにお願いされても勝手にリハビリをしてはいけない

　学生Qさんは老年看護学実習で右膝関節置換術（みぎしつかんせつ）を受けた80歳代女性の患者さんを受け持ちました。

　Qさんは患者さんの術後3日目から受け持ったため、すでにリハビリテーション室でのリハビリテーションが開始されていました。
　毎日、患者さんと共にリハビリテーション室に行って患者さんの頑張りをみていたQさんは「早く元気になりたい」と話す患者さんの気持ちがとてもよくわかりました。

　実習も2週間目に入って病棟内でのリハビリテーションが開始となり、病棟の廊下を看護師と一緒に1周することが可能となりました。
　患者さんは病棟内を歩けることを大変喜ばれ、Qさんも嬉しくなりました。
　病棟内でのリハビリテーションは看護師の付き添いのもとではありますが、Mさんが主体となり患者さんを励ましてリハビリテーションをしていました。

　ある日、患者さんから
「できるだけ早く元気になって家に帰りたい。ただ、家はアパートで階段を上がらなければ帰れないの。先日はリハビリテーションの先生と階段が上がれたでしょう。もっと頑張ってみたいわ。これからトイレに行くので、あなたが付き添ってくれるかしら」
とお願いされました。
　Qさんは患者さんが元気になりたいと思う気持ちがよくわかりました。そして、高齢者だからこそ早期離床が大切だと学んだことを思い出しました。
　先日のリハビリテーションでは、PT（理学療法士）と共に階段を歩く患者さんも

見ていたので患者さんがいうとおり階段を上がることができると考えました。

　Qさんは、今日は私の実習も最終日だから、今日、私が付き添わなければ患者さんはやる気をなくしてしまうだろうと思いました。
「私が付き添って行きましょう」
と答えて、患者さんがトイレに行った後に一緒に階段に行きました。
患者さんが階段を左足で一歩上がり、
「できたでしょう」
といった時にQさんは大変、嬉しくなりました。
患者さんに付き添うようにして、ふらついたら介助しようと横に立っていました。

　患者さんが階段を右足で一歩上がった時にふらついたと思ったら後ろに転倒して尻もちをつきました。
患者さんは
「お尻が痛くて立てないわ」
と悲痛な声でいいました。
　あわててナースステーションに行き、看護師を呼んで患者さんをベッドに搬送しました。
　患者さんは骨折や外傷はなかったものの腰が痛くて1週間ベッド上で過ごすことになり、リハビリテーションもやり直しです。

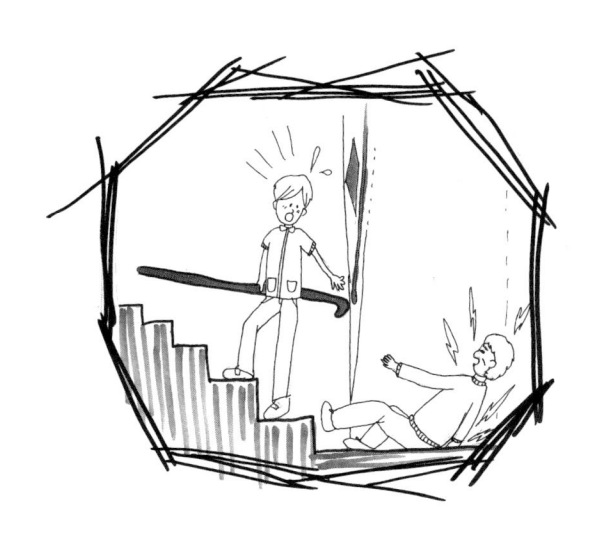

解説

　Qさんは患者さんの気持ちがよくわかり、患者さんを励ましてケアができる学生です。
　しかし、この場合は、**患者さんの気持ちを最優先にしてケアをしてはならなかったのです。**

　看護師や医師が患者さんの病状や今後のリハビリテーションの進め方を議論した結果を最優先し、患者さんが順調に元気になることを支援する必要があります。
　患者さんの気持ちを汲むことは大切です。
そこでQさんは患者さんの気持ちを受け止めた上で、患者さんに今のリハビリテーションの状況や今後の進み方を理解していただき、リハビリテーションができるようにケアすることが重要です。高齢者は早く動かなくては動けなくなってしまうと不安を持ちやすいのですが、その**あせりが転倒事故を起こしやすく**させます。
　Qさんの早期離床の知識も不足しています。
　早期離床とは危険を冒して離床をすることではありません。
　さらに、Qさんは看護師に相談したり、連絡や報告をすることを怠っています。

　また、Qさんは PT（理学療法士）が階段でのリハビリテーションをしていたのを見ていて、患者さんは階段を上れると判断した点に、**アセスメントの不足**があります。
　正しくアセスメントできていれば階段を上がることは止めたでしょう。
　患者さんが階段から落ちないように介助するQさんの立ち位置も考える必要があります。
　階段を上がれるか否かは、見ていて安易に判断できることではないのです。
　看護師や他職種と相談してアセスメントを正しく行うことが必要だったのです。
　Qさんが自分の実習が最終日だから歩かせてあげたいと考えたことは、患者さん中心の看護とはいえません。
　Qさんが実習を終了しても患者さんが将来的に回復していくことを見据えて判断をしなければなりません。

　看護師はチームでケアを提供するものです。患者さんのアセスメントを正しく行ない、最も有効なケアを提供することが患者さんに一番喜んでいただけることを忘れてはいけません。

17 医療安全 成人看護

関連する法律や倫理規定 17

保健師助産師看護師法
  第5条（看護師の業務）
  第6条（准看護師の業務）
  第31条　第1項（非看護師の業務禁止）
  第32条（非准看護師の業務禁止）

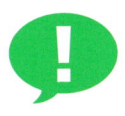

❗ 学生の判断で患者さんの歩行訓練を行ってはいけない

　看護学生のRさんは、臨地実習で間質性肺炎が急性増悪（ぞうあく）したことで入院している40歳代後半の男性Bさんを受け持ちました。

　会社員のBさんは、できるだけ早い時期での社会復帰を希望していたので、会社に通えるだけの体力をとにかくつけたいと周囲の人に漏らしていました。

　学生Rさんが担当してからBさんの状態は徐々に回復し、安静度は『病棟内フリー』にアップしました。
　主治医から歩く練習をしてもいいといわれ、Bさんは歩くことにますます意欲的になっていました。

　Bさんを担当して2週目の月曜日（実習6日目）、学生は感染予防のための手洗い指導と清潔行動の観察を行うという行動計画を指導者と教員に確認し、実習を開始しました。

　Bさんのベッドサイドでバイタルサインを測っている時に
「先生から歩く練習をしてもいいといわれ週末は病棟内を歩いていたんだよ。今日も体調がいいから歩いてみるよ。歩けないと通勤もできないからね。前に入院した時も退院が決まってからは階段を歩いて仕事に備えていたんだ」
というBさんの話から、学生RさんはBさんに階段での歩行訓練を提案しました。

　Bさんも
「なら、これからしよう。今日は検査や点滴があるからその前に」

と学生の提案を受け容れ、歩行訓練を実施しました。

実習7日目の朝、学生がナースステーションでBさんの情報収集をしていると、指導者から声をかけられ、前日行った歩行訓練について注意を受けました。

指導者は、前日に学生と階段で歩いたことをBさんがうれしそうに話していたと、夜勤の看護師から報告を受けていました。

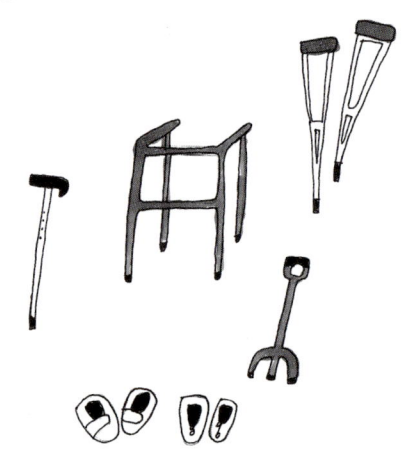

解説

受け持ちの患者さんへの援助や指導は、**事前に指導者や教員の許可を得てから行わなくてはいけません。**

たとえ受け持ちの患者さんが強く希望していたり、主治医の許可が得られていたとしても、学生の判断で援助や指導を行ってはいけません。

このケースでも、実習のオリエンテーションで
「援助や指導を行う際は、指導者や教員に事前に実施内容の確認を行ったうえで、指導者や教員とともに実施するようにしてください」
という説明を学生は受けていました。

しかし、主治医の許可がでていて週末に歩く練習をしていたこと、前回の入院では階段で練習をしていたという情報を得ていたこと、そして何よりもBさんが歩くこ

とにとても意欲的で「検査や点滴の前に今すぐ歩きたい」という強い希望があったため、事前に指導者や教員に確認を行わず、学生だけで歩行訓練を行ってしまいました。

歩行訓練だけでなく清拭や洗髪などの清潔の援助など、**どのような援助や指導にも何のために行うのかという目的**と、患者さんが○○のように**良くなるとか悪くならないという看護者としての目標**があるはずです。

このような目的や目標を明確にするためにも、患者さんへの援助や指導の目的および目標とその方法について、事前に指導者や教員に確認する必要があります。学生Rさんが、指導者に注意を受けた理由の一つは、事前に指導内容の確認をしなかったことが挙げられます。

もう一つの理由は、学生だけでBさんに歩行訓練を行ったことが挙げられます。

学生が患者さんに援助や指導を行う際には、学生自身で予測できないことが起こる危険性が潜んでいます。

学生Rさんは、Bさんの気持ちを優先し歩行訓練を行ってしまいましたが、この場合でも、Bさんの足元がふらつき転倒するかもしれないという危険性が伴います。

もしBさんが転倒した場合、学生Rさんはどのように対処することができたのでしょうか。

転倒した場合、①Bさん自身の危険、回復の遅れが生じる。②患者さんの転倒の責任は、病院、看護師にある（学生は責任を負えない）。③転倒させてしまった学生Rさんの心の傷になってしまう。
ですから学生自身のためにも、学生が患者さんに援助や指導を行う際には、指導者や教員など有資格者の指導のもとに実施する必要があります。

入院中の患者さんの病状は変化しやすく、思わぬ状況になりかねません。
もし看護学生が付き添っていて転倒した場合は、**病院の医療体制そのものの信頼を失うことにもなりかねません。**

18 医療安全
ケア

関連する法律や倫理規定 18

保健師助産師看護師法
　　　第5条（看護師の業務）
　　　第6条（准看護師の業務）
　　　第31条　第1項（非看護師の業務禁止）
　　　第32条（非准看護師の業務禁止）
民法　第709条（不法行為）

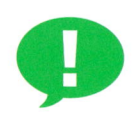

❗ 爪切りやカミソリでのひげそりは、学生だけで行ってはいけない

　デイサービス施設の実習で、学生Sさんは、糖尿病、高血圧症、慢性腎不全がある利用者のFさんを受け持ちました。Fさんは、下肢筋力が低下しており、車いすとベッドで過ごしています。軽度の認知症もあり、口数は少ないのですが、何度も同じ話を繰り返していました。

　ある日、Fさんの入浴後に肥厚（ひこう）している足の爪を看護師が、ニッパーやヤスリを使って切りました。足の爪を切り終えた頃、ちょうど昼食の時間となったため、看護師が「手の爪は切りやすそうだから、後で学生さん切ってみましょうか」といって、爪切りを一旦中止しました。

　食後、Fさんがベッドで横になっていると、Fさんの娘さんが見えて、「今日は仕事がお休みのため早めに迎えに来ました」といいました。
Fさんの爪切りがまだ途中であることを伝えると、娘さんは、
「学生さんが切って下さい」といいました。

　学生Sさんは、食事前の看護師の言葉を思い出し、Fさんが早く帰れるようにと考え、Fさんの合意を得て、爪を切り始めました。
　右手の親指から順にすすみ、左手の中指の爪を切りはじめた時、Fさんが急にビクッとして手を引っ込めました。よく見ると深爪になっており、学生Sさんは、爪切りの続行を躊躇（ちゅうちょ）しましたが、娘さんが「このくらい大丈夫、大丈夫」といって下さったので、その後はさらに慎重に爪を切り終えました。

　最終的に、深爪した中指からの出血はなく、圧迫すると少し痛みを訴える程度でし

た。学生Sさんは、Fさんと娘さんに深爪をしたことをお詫びし、爪切りを終了しました。

　Fさんと娘さんを見送った後、学生Sさんは看護師にFさんの爪を切ったことを伝えましたが、深爪のことはいいそびれてしまいました。帰校後、Sさんはその状況を担当教員に伝えました。教員から、①Fさんが糖尿病であることにより、手足の先の傷による悪化の危険性を再学習すること、②看護師への報告が必要であり、翌日看護師とともにFさんの足を確認することを指導されました。

解説

　爪切りなどのケアは、日常的によく行われるものですが、ケアに伴う**個別の身体的リスクを把握しておかなければなりません**。利用者Fさんは**糖尿病があり、末梢の知覚鈍麻や傷の治りにくさもあることを認識した上で慎重にケアを実施しなければなりません**。

　実習では、学生は、看護師の指導のもとで安全を確かめながらケアを実施することが基本です。実習が進むに従って、利用者に対して学生が主体的に実施するケアが増えてきますが、**患者さんへのケアの責任は、実習施設の看護師が担っている**ことを理解しておくことが重要です。

　また、この事例では、看護師の「後で学生さんが切ってみましょう」という発言を、学生は自分がひとりで行ってもよいと認識した可能性もありますので、学生への伝え方にも問題があります。また、学生に実施上の配慮点を事前に確認する指示も伝わっていませんし、学生もその点を看護師に確認していません。忙しい中では起こりやすい事例ともいえます。実施前の確認が大事です。

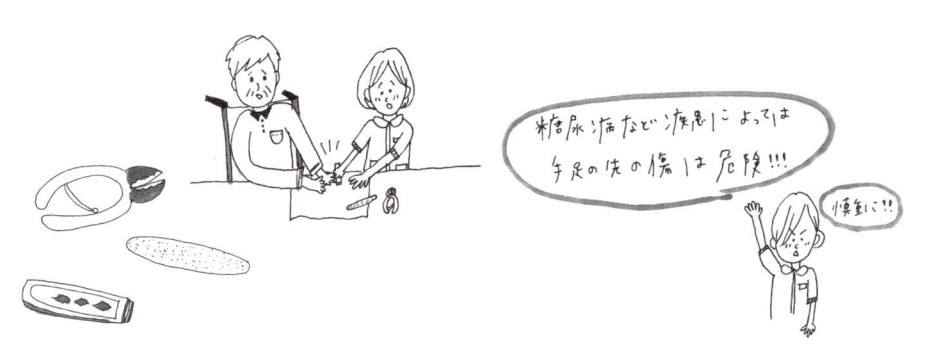

19 医療安全
汚染物の管理

●**標準予防策（スタンダード・プリコーション）**●
すべての患者の血液、体液（唾液、胸水、腹水、心嚢液、脳脊髄液等）、分泌物（汗は除く）、排泄物、あるいは傷のある皮膚や、粘膜を感染の危険性のある物質とみなし対応すること。患者と医療従事者双方の病院内での感染を予防するための対策。
医療法　第6条の10　（病院等の管理者の責務）
医療法施行規則　第1条の11　（管理者が確保すべき安全管理の体制）

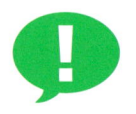

> **ベッドサイドの汚れやゴミに安易に触れてはいけない**
> # 患者のベッドサイドのゴミは、安易に一般ごみと同様に捨ててはいけない

　看護学生のTさんは、手術後1日目の患者さんを受け持ちました。患者さんは、全身麻酔による手術を受けており、喀痰の量が多く、頻繁に咳嗽や喀痰の喀出をしていました。

　ベッドサイドには患者さんが使った後のティッシュを捨てるためのビニール袋が準備されています。
　朝の環境整備でビニール袋を片付けて、新しく交換しても、お昼にはいっぱいになっていました。
　Tさんが昼食前にベッドサイドに行くと、ビニールがいっぱいになっていたので新しい袋に交換し、ティッシュでいっぱいになったビニール袋は洗面所にある、燃えるごみ箱に捨てました。

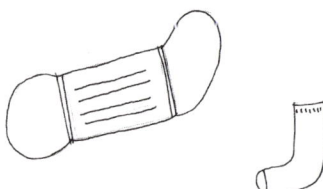

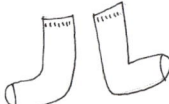

解　説

　看護師は、朝のベッド周辺の清掃だけでなく、訪室するたびに環境整備を実施するよう心掛けたいものです。また、清掃に使う道具や清掃後の片付け等にも十分に注意しないと感染の危険性があります。

　この事例の場合は**患者さんの痰をとったティッシュを一般ゴミとして破棄していま**す。これは、分泌物の付着した廃棄物ですので、明らかに**医療（感染性）廃棄物として取り扱わなければいけません。**

　ベッドサイドでしっかりとビニール袋の口を縛り、所定の**医療（感染性）廃棄物破棄容器に捨てましょう。**

20 医療安全 汚染物の管理

●標準予防策（スタンダード・プリコーション）●
すべての患者の血液、体液（唾液、胸水、腹水、心嚢液、脳脊髄液等）、分泌物（汗は除く）、排泄物、あるいは傷のある皮膚や、粘膜を感染の危険性のある物質とみなし対応すること。患者と医療従事者双方の病院内での感染を予防するための対策。
医療法　第6条の10　（病院等の管理者の責務）
医療法施行規則　第1条の11　（管理者が確保すべき安全管理の体制）

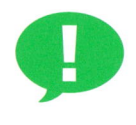

> **ベッドサイドの汚れやゴミに安易に触れてはいけない**
> ## 何で汚染されているかわからないものを安易に清掃してはいけない

　看護学生のＵさんは、お昼休み後、患者さんとリハビリテーション室に行く準備をするために病室へ行きました。するとベッドサイドの床が濡れていることに気づきました。

　『床が濡れていると患者さんが滑って危ない』と考えたＵさんは、すぐにティッシュで拭きとり、ティッシュをゴミ箱に捨てて一安心。患者さんがリハビリテーション室に行くための身支度を整えるのをお手伝いした後に、リハビリテーションまでには時間があるのでお話をしていました。

　すると手袋とビニール袋と持った看護師が来て
「あれ、拭いてくれたの？　ありがとう。じゃあ拭いたティッシュと手袋はこの袋に入れて！　手は洗った？」
といわれてびっくりしました。

　ベッドサイドにこぼれていたのは"尿"だったのです。

医療安全

解 説

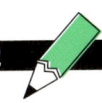

　患者さんのお部屋に伺(うかが)った時、病室全体を見渡して不要なものを片付けたり、床が濡れていないかを確認したりすることは、患者さんが安全な環境で過ごすためにとても重要です。また、気づいた時に速やかに対処することも大切です。

　しかし、患者さんのベッド回りが濡れている原因は食事の際のお茶や食物、手浴や清拭等のお湯などは容易に想像できますが、その他、患者さんに膀胱留置(ぼうこうりゅうち)カテーテルやドレーンが挿入されている場合の排出液、処置時の消毒薬や点滴等の薬液などさまざまです。何による汚染なのかを確認した上で、手袋、エプロンを使用するなど適切な方法で清掃し、処理するようにしましょう。

　患者さんが感染性疾患であるか否かにかかわらず、病院内では、感染の危険性を減少させるために、**標準予防策**を徹底し、**患者さんと医療従事者間の感染（院内感染）を予防**しましょう。

COLUMN 3

▶生活のためのパーソナルスペースである患者さんのベッド周囲を整える

　入院している患者さんの周囲には、ベッドの他にオーバーテーブルや床頭台、クローゼットなどがある。多くの患者さんは、この場所でご飯を食べたり、着替えをしたり、眠ったり、時には処置を行ったりと、1日の大半をベッド周囲で過ごしている。ベッド周囲が、患者さんにとってのプライベートな空間になる。よって、このプライベートな空間に無神経に踏み込むような行為はしないほうがよい。

　例えば、患者さんの清拭を行う時に着替えを準備するのに、**勝手にクローゼットを開けて取り出したりしてはいけない**。ご自分で動ける患者さんであれば、ご自分で準備していただいたり、着替えの準備を行うために「クローゼットを開けてもよいですか？」などの声掛けを行い、患者さんが見ている前で、患者さんと確認しながら引き出しやクローゼットを開けるようにする。万が一、患者さんの持ち物がなくなった時、あらぬ疑いがかからないよう自分の身を守ることも大切である。

　また、毎日決まった時間に点滴を行うからといって、使用していない時でも点滴スタンドをベッド周囲に置きっぱなしにしたり、毎日創の処置を行うからといって、処置に必要な物品をオーバーテーブルや床頭台に置いたままにしてはいけない。ましてや、トイレまでの歩行がむずかしい患者さんの尿器やポータブル便器をベッド周囲に置いたままにしておくことは患者さんの生活の質を低下させてしまう。

　ベッド周囲は、患者さんの生活空間である。複数の患者さんが一緒にいる部屋であれば、個室に比べて1人当たりの空間がとても狭い。ベッド周囲に置かれているものにつまずいて転倒する可能性もある。また、ベッドは患者さんの食卓やくつろぎの場でもあるので、処置用の物品や尿器や便器が視野に入ることは、患者さんの安楽を妨げる。また、処置に必要な物品の中には、清潔にして使用すべきものも多い。治療や処置、看護ケアで必要な物品は、その都度準備して患者さんのところに持ってくるようにすることが望ましい。

　患者さんが、快適に過ごせるような生活環境を保てるようベッド周囲を整えることは、患者さんの安全で安楽な生活につながるとともに、患者さんとの信頼関係も築く第一歩でもある。

21 患者との接し方
母性看護

【参考文献】
村岡　潔：医師－患者関係における医療的交換について．獨協大学文学部論集, 88, p134-142, 2004.

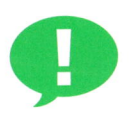

> ❗ **患者さんからは物品や金銭をいただいてはいけない**
> # 患者さんのベッドに座ってはいけない

　看護学科3年生のVさんは、母性看護学の実習中です。もう、終盤の実習となり、看護過程や援助も何とか頑張って実習をクリアし、もうすぐ4年生になれそうです。

　2日前は、受け持ち産婦のBさんのご主人と共に分娩に立ち会い、生命誕生の感動的な場面を共にしました。
　Bさんは優しい方で、赤ちゃんにも看護学生のVさんにもとても優しく接して下さいます。

Bさん「本当に良かったわ。Vさんがいなかったら、私絶対へこたれていたわ」
Vさん「いいえ、Bさんのいきみ方がお上手だったんです。それに、ご主人も頑張られていましたね」
Bさん「だめだめ～。ホントにここぞっていう時に使いものにならないんだから、あれでちゃんとパパになれるかしら？」
Vさん「大丈夫です。だんだんパパになられると思います…。なので、Bさんも育児がだんだん慣れてお上手になって、素敵なママになるんですよ。焦らないで下さいね」
Bさん「本当にそうなるといいけど…。でもね、おっぱいがね～。私、出ないじゃない？　もう張ってくる時期らしいんだけどね。まだなのね。ごめんね、Cちゃん（赤ちゃんのほっぺたとつんつんし、少し寂しそう）」
Vさん「先生に指導してもらったんですけど、産褥期（さんじょく）は水分を多く取った方がおっぱい出るらしいですよ。1日1.5Lから2Lらしいです」
Bさん「へぇ～。そうなんだ！　じゃぁ～、昨日旦那が売店でフルーツジュースたくさん買ってきてくれたの。だから一緒に飲まない?!　学生さんも動きっぱな

しで喉渇いたでしょ?!　1人じゃ飲みきれないし、私こんなことぐらいしか
　　　できないから、学生さんに何かお礼がしたいのよ…。どうぞ、どうぞ」
Ｖさん「そうですか。Ｂさんのおっぱいのためにもなるし、じゃぁ～いただきます」

　学生Ｖさんは褥婦Ｂさんからペットボトルのジュースをいただき、Ｂさんと一緒にＢさんのベッドに座ってジュースを飲んでいました。
　学生Ｖさんの様子を見に来た教員がカーテンの下からみえた、患者用のスリッパと学生のナースシューズがこちらに同じ向きになっていることに不審を感じ、声をかけてＢさんのカーテンを開けたところ、二人で並んでフルーツジュースを飲んでいました。
　その後、教員に事実を確認され、注意され、反省文を書きました。臨地実習指導者と実習担当の教員と共に、褥婦Ｂさんにご説明を伺いました。結果的にはＢさんにも迷惑をかけた状況になりました。

解　説

　実習中、病院または施設外であっても、援助の対象である患者さんや利用者さんから物をいただくことは禁止されています。
　この事例では、分娩に立ち会い、今後の母乳育児に関しての看護学生としての情報提供という姿勢は妥当でしたが、根拠性に薄く、その上、Ｂさんのお誘いに対して戸惑うことなく、ジュースを頂戴し、共に飲んでしまっています。
　看護学生としての判断はどのように考えれば良いのでしょうか。

　一般的に、患者側は医療側から治療や援助を受ける立場にあるため、**医療者-患者関係は知識や技術からみて非対称な関係**にあるとみなされています。
　そのために、患者側は治療費などを負担し、医療経済的には**対価交換（治療や援助に見合った支払い）**が成立しています。
　しかし、患者側の多くは「診てもらった」「治してもらった」と考え、このＢさんの場合には「お産の時に助けてもらった」という「恩義」の意識があるために、治療費や分娩費用を払うだけではなく、患者側として
　「看護学生さんに何かお礼をしたい」
という気持ちになります。患者側は一般的にお茶菓子からジュース、お酒、商品券や現金にいたるまで、その恩義の内容はそれぞれです。
　しかし、医療者-患者関係には一律に治療や援助を提供すること、受けることが決

められており、**恩義によってその治療や援助の質に不平等があってはなりません。**

そして、患者側から恩義を物や現金として受け取ることによって、医療者側に２つの問題が考えられます。

１点目は、医療者としてのモラルです。

今回の学生Ｖさんであれば、**学生として学習の一環として受け持たせていただいた**というだけで、学生側にも**十分な利得(りとく)が受けられている**はずです。

就職しても、さまざまな治療、検査、看護の経験を積ませていただくことだけでも看護師としての大きな利得になるでしょう。

２点目は、**恩義の重さを物品として受け取ることの曖昧さと誤解**による波紋です。

ジュースだったら受け取るが、100万円だったら受け取らないといい切れるでしょうか。

金品はもとより、ごくささいな物であっても贈与は贈与であり、受け取ってしまえば、どれも等価です。

また、その周囲の患者やスタッフに誤解を招くことは十分考えられ、さらにはその患者側ご本人にさえ、誤解を生じさせることが考えられます。

「物をあげたから優しく援助してくれるんだ」

「あの患者さんは差し入れしていたから、看護師さんからよくされているのよ」

このように、患者側は心身ともに日常とは異なる状況に置かれることにより、さまざまな心理状態に陥ります。

気持ちよく、ケアを提供する、また怪我や疾病からの回復やよりその人らしい生活への行動変容こそが看護者としての喜びであり、援助をする者の醍醐味と考えて行きましょう。

また、患者さんにとって、**ベッドは寝室であり、リビングであり、ダイニングであり、時として仕事場**でもあります。

患者さんのベッドに座ることは、その方の領域を侵し、医療者としての立場を逸脱してしまいます。

患者さんに勧められても、患者さんの気持ちを受けとって、物やお金は受けとらないよう根拠を持って、言葉を選んで、「NO」を表現できる看護師になって欲しいと思います。

22 患者との接し方
成人看護

【参考文献】
村岡　潔：医師－患者関係における医療的交換について．獨協大学文学部論集, 88, p134-142, 2004.

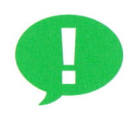

> **患者さんからは物品や金銭をいただいてはいけない**
> # ささいな物でももらってはいけない

　看護学生のWさんは、基礎看護学実習で手術を受ける患者さんの受け持ちをさせていただきました。

　Wさんは、患者さんのケアを一生懸命行いました。実習最終日に、Wさんが患者さんのところに挨拶に行くと、患者さんは、
「大変な時にいろいろしてもらって、本当に助かりました。手紙を書いてきたので、後で読んでね」
といいながら手紙と共に包みをWさんに渡してきました。
　Wさんは、「手紙だけいただきます」と患者さんにいいましたが、「これも持って行って」と患者さんに強くいわれ、断り切れずに手紙と包みを持って、ナースステーションに戻ってきました。

　担当の教員が、Wさんの持っているものに気づき、「どうしたの？」と聞きました。Wさんは、「患者さんからいただいてしまいました。断ったんですけど…」と答えました。

　担当教員は、Wさんと一緒に患者さんのもとに行き、学生が勉強させていただいたことに対する感謝の気持ちをお伝えし、お手紙だけいただくことを患者さんに納得していただきました。

解 説

　実習中患者さんが、いろいろなことをしてもらっているからと、学生にジュースやハンカチなどのプレゼントを準備されることがあります。

　臨地実習は、学内での学習では学べないことを患者さんを通して、学ばせていただいています。ですから、学ばせていただいているという感謝の気持ちをお伝えして、お断りしましょう。

　ただし、患者さんがこころをこめて準備してくださったものなので、無下に断って患者さんの気持ちを傷つけないような配慮が必要です。このケースのように、学生だけで断りきれない場合は、**指導教員または実習指導者に相談して、一緒にお断りしてもらう方法**もあります。

23 患者との接し方
母性看護

関連する法律や倫理規定 23

保健師助産師看護師法
　　　第5条（看護師の業務）
　　　第6条（准看護師の業務）
　　　第31条　第1項（非看護師の業務禁止）
　　　第32条（非准看護師の業務禁止）

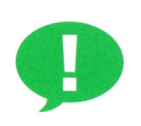

❗ 受け持ちの褥婦さんにバースデイカードを送ってはいけない

　母性看護学実習で、学生Xさんは、Bさんを分娩期から受け持ち、無事に出産しました。分娩から帰室まで受け持ったB褥婦さんに
「ありがとう」
「あなたがいたから乗り越えられた」
と手を握られました。

　学生Xさんはその言葉にとても喜び、何か気持ちを表したいと強く思いました。そこで、生まれた赤ちゃんの身長と体重を書いたバースデイカードをB褥婦さんに渡しました。

　退院日にB褥婦さんが嬉しそうに助産師のそのカードを見せたことで、学生Xさんがバースデイカードを送ったことがわかりました。

解説

　まず、褥婦さんと新生児の情報を入手し、病棟に確認もせずに転記しカードを作成したことは個人情報の保護に関しての注意が不足しています。

　また、新生児の体重は、出生証明書や母子健康手帳に記入される情報であり、数回の確認をしてから正確に褥婦さんと家族に伝えなければならないものです。

　確認や指導なく転記したものを手渡すことは禁止されています。
　褥婦さんのお礼のことばに有頂天になり、大事なことを忘れないようにしましょう。

24 患者との接し方
精神看護

関連する法律や倫理規定 24

日本看護協会　看護者の倫理綱領（2003年）
　　3　信頼関係

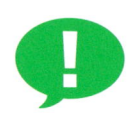

❗ 患者さんへの呼び方は注意しなくてはいけない

　看護学科3年のYさんはうつ病で入院中の患者Dさんの担当となりました。
　学生YさんがDさんを受け持った時期は、Dさんが入院して2ヵ月が経過しており、入院時に見られた抑うつ症状は軽減していました。

　Yさんは自宅からの通学で、自宅には祖父母がおり、家では祖母を「○○おばあちゃん」と呼び慣れていました。

　学校では、「おじいちゃん」「おばあちゃん」という呼び方は禁止され、姓名で呼ぶように指導されていましたが、Dさんと初対面の時、DさんがYさんの祖母と同じくらいの年齢と思え、やさしい感じの人だったので、親しみを込めて「△△さん」と名前で呼びかけました。

　ところが、Dさんは返事をしませんでした。
Yさんはさんに聞こえなかったのかと思い、再度、「△△さん」と呼びかけました。
　その呼びかけにDさんは不愉快を示し、「私は○○です」ときつい口上で返答したまま、黙ってしまいました。
　Yさんは一瞬、ビックリし何が気にさわったのか、理解できませんでした。
　気をとり直し、「○○さん」と呼びかけ直し、自己紹介をし、よろしくお願いしますと挨拶して退室しました。

解説

　学校では患者さんへの呼び方について、**訪室時や会話時には姓で呼び、点滴施行時や検査の送迎時など患者さんへの確認が必要な場合には、姓と名で呼ぶように**指導されているのが基本です。

　過去においては、「おじいちゃん」「おばあちゃん」という呼びかけも行われていたりしていましたが、現在では、患者さんに対し失礼になるということ、**姓のみでは患者さんの取り違いに結びつくことがある**ということから、姓名で呼ぶように指導されています。

　教員が学生Yさんになぜ「△△さんと」名前での呼びかけをしたのかの理由を確認すると、患者を姓で呼ぶより名前で呼んだ方が親しみやすいのではないかと感じたといいました。

　人への呼びかけは、相手の人格とかかわる問題であり、相手によっては**その呼びかけによって、自尊心を傷つけられた**と感じる場合もあります。

　自尊心の尊重は、医療従事者と患者との間の信頼関係を築くうえで重要な事項です。
　Dさんが名前だけの呼びかけに拒否的な反応を示したのは、**目下の者から親しげに名前だけを呼ばれたことが、自分の自尊心を傷つけられたものと感じた**のかも知れません。
　一般診療科においても患者さんの自尊心を傷つけないことは大切なことですが、**精神科領域の場合**には、患者さんが判断能力が弱く、通常の人より能力が劣っているように思われることから、悪意ではなく軽い気持ちで、相手が年齢や経歴が上の人の場合であった場合にも、「おじいさん」「おばあさん」や名前だけで呼びかけることがないとはいえません。

　また、次のような事例、**精神看護では相手との信頼関係を築くための対応**があります。
①認知症で精神科に入院中の患者さんで職員の指示に従おうとしない傾向にある人物がいましたが、その患者さんが元大学教授であったという前歴を思い出し「○○教授」と呼びかけたところ態度がすっかり変わり、職員との関係が円滑にゆくようになったという事例。

②統合失調症で入院中の患者さんが、年下の男性の学生から「○○君とよばれた」「バカにされた」「人間扱いしてくれない」、「なまいきだ」と訴えた事例

　自尊心の尊重、自尊心を傷つけないことは、看護の心得(こころえ)の重要な事項であり、一般診療科の看護を実践していく上でも、当然のことですが、特に、精神科領域の場合は、人権擁護の観点から特に配慮が必要な事項です。

　学生Yさんがすぐに気持ちを切り換えて対応したことは適切でしたが、今回のように誤解されることもありますので、患者さんへの呼びかけには充分注意して信頼関係を築くため慎重な配慮をしなければなりません。

25 患者との接し方
成人看護

関連する法律や倫理規定 25

医師法　第17条（医師の業務）
民法　　第709条（不法行為）

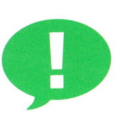

❗ むやみに治療情報を直接患者に伝えてはいけない

　学生Zさんは、胃がんの手術を受けるCさんを受け持つことになりました。
　学生ZさんはCさんの病気に関する情報収集を行い、それをもとに学習を進めていきました。

　そして手術当日、学生ZさんはCさんとともに手術室に入り見学をすることになりました。
　Cさんが手術室に入る時「頑張って下さいね」
と励ましました。Cさんは、
「学生さんが一緒に手術室に入ってくれるから心強いわ」
と涙を浮かべながらいいました。
　学生Zさんは、自分を頼ってくれるCさんの言葉をとても嬉しく思い、Cさんのために自分ができることは何でもやろうという気持ちになりました。
　術後数日たったある日Cさんが、
「Zさんは、私の担当だから私の病気のことはよく知っているわよね。手術室にも入ったんだし。手術の結果他に悪いところはなかったの？」
とZさんに尋ねました。
Zさんは、
「自分の知っている限りだと他に転移はありませんでした」
とCさんに伝えました。
　その会話を同室で他の患者のケアをしていた実習指導者が聞き、学生をナースステーションに連れてきて担当教員に報告してきました。

解　説

　がんなどの悪性疾患の場合、ご家族の意向で本人に告知していないこともあります。
　患者さんにはどのような説明がなされているのかを事前に情報収集しておく必要があります。

　受け持ち患者の情報を収集する際には、医師から患者さんに病状や治療についてどのように説明してあるのか確認しておきましょう。

　またその情報の記載がない場合は、実習指導者に尋ねておく必要があります。
　患者さんは、学生が自分の医療情報を知っていることを認識しています。
　よって時には、**病気の詳細を知りたい患者さんが学生から病気についての情報を聞き出そうとすることもあります。**
　患者さんから病気や治療に関する質問を受けた時は、個人の判断で説明することはせず、**自分は学生でよくわからないこと、質問があった内容を看護師に伝え、改めて医師や看護師から説明してもらうように伝え、いったん席をはずす方がいいでしょう。**
　また質問されたその状況を実習指導者に伝え、適切に対応してもらうことが必要です。

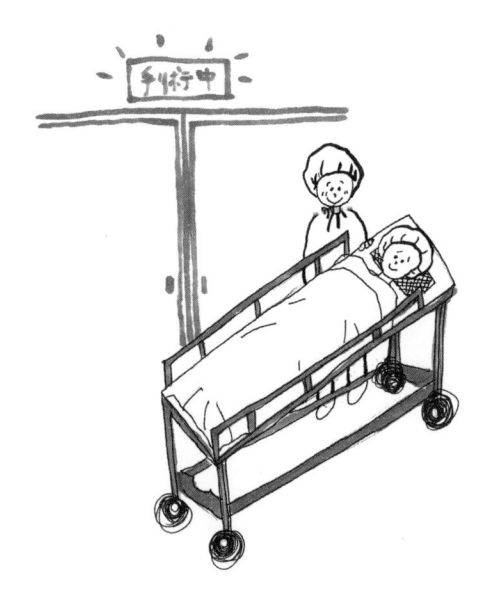

26 患者との接し方
老年看護

関連する法律や倫理規定 26

医師法　第17条（医師の業務）
民法　第709条（不法行為）
日本看護協会　看護者の倫理綱領（2003年）
　　5　守秘義務の遵守と個人情報の保護

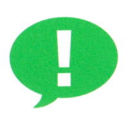

❗ 医師から説明されていること以外の内容を患者さんに話してはいけない

　看護学生のAさんは、初期の大腸がんのために手術を受けたばかりの80歳代の男性患者Hさんを受け持ちました。

　受け持って5日目に、Hさんが、
「腸のできものを手術したんだけど、なかなかおならが出なくてねー。お腹がはって大変だったよ。手術なんてするもんじゃないね」
といいました。
　Aさんは手術したことを前向きに考えてほしいと思い、
「でも、まだ初期のがんだったので、思いきって手術してしまってよかったですよね」
と答えました。

　すると、患者さんの顔色がかわり、
「できものって、がんのことか…。じゃー、手術したって治らないんじゃないの!?　手術なんてしなければよかった」
といい、落ち込んでしまいました。
　カルテを見ると、医師から患者さんへの説明は、
「腸にできものがあるから手術をして治しましょう」
と書かれていました。

解　説

　今回のケースのように、患者さんの疾患が悪性腫瘍、いわゆるがんの場合、医師は病気の説明のときに、『できもの』や『腫瘍』という言葉でお伝えすることがあります。

　患者さんによっては『がん』になってしまったら治らないと思い、ショックを受けてしまう方もいます。病気の回復を促進するために、適切な治療やケアを行うことは大切ですが、**患者さんの病気を治そうという気力も大切**です。そのため、がんという言葉を使わず、『できもの』や『腫瘍』という表現で説明する場合もあります。これは、腫瘍が悪性とも良性ともとれるあいまいな表現です。

　しかし、今回のケースのように、患者さんが正確な病名を、思いもしない形で知ることで、医療者に対し不信感を抱くこともあります。患者さんと医療者が信頼関係を築くことができなければ、「まだ何か隠していることがあるかもしれない」「本当にこの治療でいいのだろうか」など疑念を持ち、治療やケアをスムースに進めることができなくなる可能性もあります。

　原則として、病気や治療に関する説明は、受け持っている医師から患者さんや家族に伝えられます。看護師は、**患者や家族が医師から受けた説明内容が理解できるように、支援します**。

　最近は、患者さんに正確な病名を伝えることが多くなりました。しかし、患者さんの性格や、ご家族のご希望により、今回のケースのように患者さんにあいまいな表現を用いて病名をお伝えすることもあります。さらに、**病名の告知は行っているが、『余命3ヵ月』などといった予後告知は行わない**という場合もあります。ですから、医師が患者さんにどのように病名や病状を伝えているのか、診療録や看護師から情報収集を行ったり、患者さんにどのように病気の説明を受けていて、どのように病気を受け止めているのか直接お話を伺うなどして、確認することが大切です。

　患者さんのお話を伺っている中で、病名や病状のことを詳しく知りたいから教えてほしいなどの質問をされた場合は、「学生でわからないことも多いので、看護師に、患者さんからのご質問についてお伝えしておきます」と患者さんに返答し、実習指導者または受け持ち看護師に報告して、対応する必要があります。

27 患者との接し方
精神看護：会話〈接し方〉

関連する法律や倫理規定 27
この事例は法律・倫理上の問題はない。

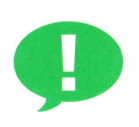

❗ 沈黙をむやみにさえぎってはいけない

　看護学科3年のBさんは、統合失調症で入院しているQさんの受け持ちとなりました。

　Qさんは40歳代の女性の患者さんです。
　Qさんは20歳代に発病し、これまでに4回の入院歴があります。Qさんは今回5回目の入院で、入院して2年が経過しています。

　Qさんは統合失調症の慢性期にありますが、学生BさんがQさんを受け持った時期には、Qさんは入院生活を送る上で、医療従事者や他の患者との関わりの中で、コミュニケーションのトラブルなどは見られませんでした。

　学生Bさんは実習初日、Bさんが初対面の自己紹介をした際には、Qさんも笑顔で対応し会話も普通にできました。

　実習2日目、3日目には学生BさんはQさんと病院の周辺を一緒に散歩しました。
　この時、Qさんは学生Bさんが質問した病院での時間の過ごし方についても話してくれました。また、QさんはBさんと一緒にいると楽しいとも話していました。

　学生Bさんは、Qさんのことをもっと理解したいと思い、Qさんの好きな食べ物について、
「Qさんの好きな食べ物はどんなものですか」
と質問した時や、趣味について
「どんな趣味がありますか」

と質問した時に、Qさんは話の途中でこれまでと違い、沈黙することがありました。

Bさんはその都度、内心、どうしようと悩みながら話題が途切れないようにと考えながら、質問の内容を変えることで会話を続けるようにしました。

さらに、Bさんは2週目に入った実習6日目にQさんの「家族」のことや、「病気に対するQさんの思い」についても質問しました。

しかし、これまでのQさんとは違い、こわばった表情となり沈黙してしまいました。

Bさんは内心、自分の質問の仕方が悪かったのか、Qさんに嫌われたらどうしよう、Qさんを怒らせたらどうしようと思い、話題を変えようとしましたが、Qさんはかたくなな態度を変えることはありませんでした。

解説

患者さんが沈黙してしまうことには、いろいろな要因が考えられます。
学生は受け持ち患者さんのことについて、患者さんを理解したいという思いから、患者さんに病院での生活や時間の過ごし方、趣味、好きな食べ物、家族、病気のことなどについて、いろいろと質問し情報を得ようとします。
その一方において、**学生は患者さんとの会話中に沈黙を体験をすると、自分の話し方や対応が悪かったのではないかと思い悩むことや、見捨てられたような感じや不安を覚え、沈黙を怖いと感じる場合があります。**

このため沈黙が生じると焦り、なんとか患者さんとの会話を続けようとする傾向があります。このことが結果的に会話の内容にズレが生じ、さらに困惑に陥ることになります。

患者さんが沈黙する場合には、患者さんが眠いと感じたり、一人になりたいと思っている時もあります。
会話の途中で患者さんが沈黙した場合、その**沈黙には意味がある**ことを理解しておく必要があります。
本事例の場合にはQさんが沈黙した理由として、Qさんは「好きな食べ物」「趣味

について」聞かれた内容について、自分の考えをまとめようとしていたことが考えられます。

　特に**統合失調症の慢性期にある患者さんは、思考や反応がゆっくりになる**ことがあります。
　このため、**患者さんの反応をじっくり見て待つ姿勢を持つことも、会話をする上で大切なコミュニケーションスキル**になるのです。
　さらに、質問する場合、好きな食べ物を聞く場合にも「Qさんの好きな食べ物はどんなものですか」と質問するよりも、「どんな料理」「どんな果物」や、「私は料理ではハンバーグやカレーライスが好きですが、Qさんはいかがですか」というように**Qさんが質問をイメージして答えやすいようにする**ことも一案です。

　次に、Qさんが「家族」のことや「病気に対するQさんの思い」について質問された時の沈黙の場面については、**カルテ・看護記録などの情報によると、Qさんは統合失調症を発症して家族との関係が希薄となり、Qさんの入院中も家族の面会がない**ことがわかりました。
　Qさんは家族の話題について触れられたくないという思いがあったことが推測されます。

　このようなことから特に、本事例のように沈黙している時のQさんの表情がかたくなになっているような場合、無理やりに会話を続行すれば、Qさんが聞いてほしくないと思うことに触れたことで人間関係もむずかしくなることがあります。

　そのため、**患者さんの表情、口調、声の高低などを、五感を働かせ十分に観察し、その反応の意味を考慮し、待つことが大切**となります。
　沈黙の背後に潜んでいると考えられる患者さんの感情、変化を十分に考慮し、**沈黙に共感**することも必要となります。

28 患者との接し方
精神看護

関連する法律や倫理規定 28

医療法　第1条の4　第2項（医師等の責務）
日本看護協会　看護者の倫理綱領（2003年）
　　1　尊厳

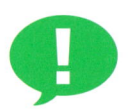

❗ 着替えを強要してはいけない

　看護学科3年のCさんは、統合失調症で入院しているRさんの受け持ちとなりました。
　Rさんは50歳代の男性の患者です。
　Rさんは20歳代後半に発病し、これまで7回の入院歴があります。
　今回、8回目の入院で、Cさんが受け持ちとなったのはRさんが入院して3年が経過している時でした。

　Rさんは統合失調症の慢性期にありますが、入院生活を送る上で医療従事者や他の患者との関わりの中でトラブルなどはありませんでした。
　また、意欲の低下はありませんが、日中、一人で室内で読書をして過ごしていることが多く見られました。

　CさんはRさんを受け持ってから2週目になりますが、Rさんが何日も同じ洋服を着ており、その上着の袖口がほつれてきていることが気にかかっていました。

Rさんは学生Cさんが担当している期間の2週間の間には、同じ洋服で着替えをしている様子はありませんでしたが、病棟の入浴日には入浴し、入浴後には下着は交換していました。

しかし、Cさんが受け持っていた期間中には、洋服を着替えた様子はなく、肌寒い日には上着を重ね着していました。

Rさんは以前、買い物に行った時、

「店員や傍にいる人が俺のことをジロジロ見ていたので、あまり買い物に行きたくない」
と話していました。

CさんがRさんに着替えをしないのかと確認したところ、
「俺が気に入っている服なのでこれでいいんだ」
と突き離すようにいわれました。
CさんはRさんがもっと服装に関心をもって、たまには着るものを替えて欲しいという思いから、着替えの必要性を指導しようと考えましたが、どのような対処したらよいか悩んで担当の教員に相談しました。

解説

CさんがRさんに上着の着替えをしてもらいたいと思う気持ちはよく理解できますが、患者さんにはそれぞれ個人的な事情があります。
現にRさんはカルテ・看護記録などからの情報によると、これまで定職に就いたことやアルバイトの経験がなく、Rさんの経済状況として生活保護を受給しており、限られた収入しかないことがわかります。
新しく着るものを入手することは経済的な面から無理なように推測されます。

大事なことは**保清の管理**の面です。
着替えをしないことが不潔に直結し、衛生面から考慮しなければならない時には、対処が必要だと思いますが、その点で問題がなければ当面はそのままで見守ることで良いと思います。

さらに、Rさんが買い物に行かない理由として、Rさんがいっていた「買い物に行った際、店員や傍にいる人が俺のことをジロジロ見ている」という訴えからすれば、Rさんの場合、統合失調症の症状の一つとして見られる**注察妄想も考えられる**ので、その点についても考える必要があります。

今後の問題として、**統合失調症の陰性症状としてセルフケア能力の面の低下**が起こることを留意する必要があります。
セルフケア能力が低下すれば入浴もしなくなり、下着の交換などもせず、悪臭を発するようになる状態に陥ることもありえます。

そのようになると保清の面での問題にもなってきます。
　過去にあった事例では、不潔による悪臭のため、人にみられていると訴えることがあったことや、実際、悪臭があってジロジロみられたりすることもありました。
　このような場合には、保清行為の必要性とその習慣化が重要になるので、看護師やチームでの情報の共有やケアプランの共有が必要です。念頭において関わっていきましょう。

29 患者との接し方
老年看護

関連する法律や倫理規定 29

医療法　第1条の2　第1項　（医師提供の理念）
日本看護協会　看護者の倫理綱領（2003年）
　　1　尊厳

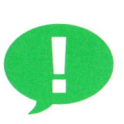

❗ 患者さんに「ダメ」といってはいけない

　受け持ち患者さん（80歳代後半）は限局型（げんきょくがた）の非ホジキンリンパ腫で化学療法中です。
　白血球が低下し発熱も予想されるために、夜間トイレに行く時は看護師が付き添うことになりました。
　昨日までは感染兆候もみられず、病気のことや治療のこと、ひ孫や病弱な妻のことなど学生Dさんにもよくお話をして下さり、学生Dさんは患者さんが早く退院できることを願っていました。

　今日は受け持ち5日目です。
　朝、挨拶に行くと患者さんはベッドに横になっており、「昨日は失敗しちゃったよ」といいました。
　看護師さんを呼ぶことに気が引けて、一人でトイレに行こうと暗い廊下を歩いていたら看護師さんに見つかってしまったというのです。そしてその時熱を測ったら「38.4℃もあったんだよ」というので、学生Dさんは思わず
「一人で歩いちゃダメじゃないですか」
といいました。

　その声が隣のベッドで採血をしていたカーテン越しの医師の耳に入り、医師から、看護学生の問題のある言葉として病棟の師長が注意を受けました。

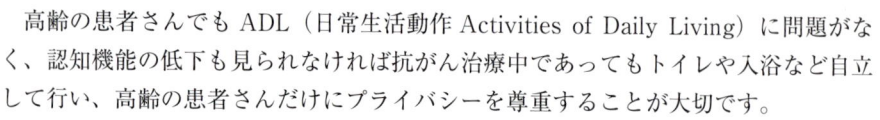

解説

　高齢の患者さんでも ADL（日常生活動作 Activities of Daily Living）に問題がなく、認知機能の低下も見られなければ抗がん治療中であってもトイレや入浴など自立して行い、高齢の患者さんだけにプライバシーを尊重することが大切です。
　しかし、この患者さんのように白血球が低下し、発熱の危険性が高い時には転倒の可能性が高く、特に夜間の一人歩きがないように注意喚起を行います。
　従ってこの患者さんのように熱が上がっていることに気がつかず、フラフラと一人でトイレに行ってしまうと転倒の可能性が非常に高いので、学生が思わず口走ったように、確かにトイレに一人で行っては「ダメ」なのです。しかし、患者さんは「失敗しちゃったよ」と反省したり、気落ちもしています。そんな患者さんに「ダメ」といってしまうのは看護として適切でしょうか？

　この場合答えは一つではありませんが、皆さんの心の中に、転ばなくてよかったという思いがあれば、まず「転ばなくてよかった」と声をかけてもよいでしょう。そこからどのように会話を勧めるか考えてみましょう。

30 患者との接し方
ハラスメント

ハラスメントとは、他者に対する発言・行動等が本人の意図には関係なく、相手を不快にさせたり、尊厳を傷つけたり、不利益を与えたり、脅威を与えること。

　　　　　大阪医科大学セクシュアル・ハラスメント等防止委員会

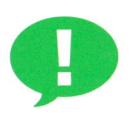

患者さんからハラスメントを受けた時、一人で悩んでいてはいけない

　学生Eさんは初めての患者を受け持つ実習で、患者さんと信頼関係を築き、患者さんに必要な援助を実践できることをとても楽しみにしていました。受け持ち患者は眼の手術後の60歳代の男性患者さんです。

　入院中に胃の悪性腫瘍が発見され、来週、外科病棟に移る予定です。会社の役員をされていて、おだやかで上品な方でした。

　Eさんは、『眼の手術の予定だけだったのに、がんが見つかって手術することになってしまい、きっと患者さんはつらいだろうな』と考え、手術後の安静を守るために、清潔ケアや車椅子での移動が必要な患者さんの援助に一生懸命とりくみました。

　実習4日目にその日の実習終了の挨拶に伺うと、患者さんからお金と手紙を渡されそうになりました。Eさんはびっくりして、「お金は困ります」とお断りして、手紙だけ受け取ってかえってきました。手紙には、「いつもありがとう」という感謝の言葉ととともに、「自分が退院したら、食事をごちそうする。卒業するまで月々1万円ずつ援助する」という内容が書かれていました。Eさんはそれを読んで『援助交際!?』の言葉が脳裏に浮かび、いやーな気持ちになりました。

　その後から、Eさんは、実習に行って、患者さんと話すのがとても苦痛になりました。患者さんは順調に回復しており、翌日からは歩行が可能になり、洗面やシャワー浴も自力でできるようになったため、身体的な看護援助の必要がなくなりました。Eさんは『良かったー』と思い、できるだけ患者さんのもとに行かないようにしました。

　血圧や体温測定などの定期的な観察が必要なバイタルチェックの時も、最低限の測

定と質問だけで、逃げるようにナースステーションに戻ってきました。看護師に観察結果を報告すると、観察が不十分な点を指摘され、再度患者さんのところに行くこともたびたびありました。

　実習終了日に、患者さんから手紙をもらいました。手紙には、＜実習途中で、Ｅさんの態度が急に変ってびっくりした＞と書かれていました。Ｅさんは実習終了後の面接で、初めて指導教員に患者さんからの手紙のことを話しました。そして、「患者さんは、眼の手術のために入院したのに、急に胃がんの手術を受けることが決まったので心細くなり、実習生である自分に対して、孫にお小遣いをあげるようなつもりであんな手紙を書いたのかもしれない」、「眼の手術後であり、胃がんの手術前の患者さんの心身の観察をきちんとできなかった自分の実習は、良くなかった」と述べました。

解説

　患者さんの意図はわかりませんが、患者さんからの手紙により、Eさんは実習に行くことを苦痛に感じてしまいました。Eさんは患者からハラスメントを受けたことになります。そのため、Eさんは、実習の途中から患者さんとの関わりを避けたまま、実習を終えてしまいました。そして、実習終了後には、患者さんへの看護を実践できなかった自分を悔やんでいます。

　患者さんを受け持たせていただいて看護を学習する臨地実習では、患者さんとのコミュニケーションと観察をもとに、必要な看護援助を計画して実践する過程を通して学びを深めます。看護学生にとって、患者さんとの信頼関係を築くことが看護実践の第一歩です。

　これからもさまざまな患者さんに対応しなくてはいけない看護学生にとって、このような時に、どう対応すればよいのか、どうやって気持ちを整理していけばよいかを学習することも大切な実習での学びです。

　受け持ち患者さんの不可解な言動をまのあたりにした時に、Eさんのように不快な感情をもっても、誰にもいえないまま実習を続けてしまうことはよくあることです。患者の言動に対して不快な感情を持った時に、Eさんのように誰にもいわずにひとりで我慢して実習を続けると、患者さんを避けたり、態度や会話が不自然になり、患者さんとの関係を悪化さるとともに、実習での学びが阻害されてしまいます。

　患者さんにはいろいろな方がいらっしゃいますので、20歳前後の多感な看護学生が、患者さんに対して好悪の感情をもつことは、人間として自然です。そんな時は、自分一人で悩んでいないで、**指導教員やグループメンバーに相談してみましょう。**実際に起こったこと（事実）と、自分の感情を第3者に話すことで、その状況を客観的に判断したり、**感情を上手にコントロールして行動できる**きっかけになります。

　ハラスメントを受けたと感じた時は、教員や実習グループのメンバーに事実を話して、対応策をいっしょに考える機会をもちましょう。

31 患者との接し方
ハラスメント

セクシャル・ハラスメントとは
「意図しているか否かに関わらず、相手の意に反する性的な言動を行い、またそれに関して就学上・処遇上において一定の不利益な扱いをし、人格や尊厳を傷つけ、就学環境を悪化させるなどの行為をいう」

S大学

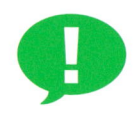

> ❗ **患者さんが身体に触れてきた時に、我慢してはいけない、黙っていてはいけない**

　学生Fさんは基礎看護学実習で、60歳代の男性患者Bさんを受け持ちました。
　Bさんは独身で一人暮らし、50歳代から糖尿病をわずらい、自分自身で食事療法と血糖管理を行っていましたが、最近は仕事が忙しく、血糖コントロールができませんでした。

　会社で倒れて救急車で病院に搬送され、脳卒中と診断されました。治療の結果、急性期は脱しましたが、左半身の麻痺と感覚障害、構音障害が残り、リハビリテーション病院に転院し、日々リハビリテーションを行っています。
　実習初日、FさんはBさんに自己紹介をしました。Bさんは右手を出して「よろしくお願いしますね」とFさんに握手を求めました。Fさんは緊張しつつも「はい、よろしくお願いします」とBさんの手を握り返しました。
　Bさんはそれから毎日学生Fさんに握手を求め、身体のあちこちに触るようになりました。学生のFさんはなんとなく嫌だなぁと思うこともありましたが、どうしたらよいのかわからず、誰にも相談できずにいました。

　ある日病室に入り、Bさんの血圧を測定しようとしたところ、急にお尻と太ももを触られ、びっくりして声も出なくなってしまいました。
　それでも小さい声で「Bさん、止めてください」と伝えましたが、Bさんは止めません。
　Fさんは必死で血圧を測り、「失礼します」と病室を後にしました。

ナースステーションに戻ったFさんは目に涙をためています。
　その様子をみた教員が「どうかしましたか？　何かあったのですか？」と声をかけましたが、Fさんは「何でもありません。大丈夫です」といったまま学生カンファレンス室に入り、泣き出してしまいました。

解説

　セクシャル・ハラスメントとは「性にかかわって人間性を傷つけること、職場や学校などで、相手の意に反して、特に女性を不快・苦痛な状態に追い込み、人間の尊厳を奪う、性的なことばや行為。性的いやがらせ（広辞苑）」を意味します。
　臨地実習における学生の立場は非常に弱いものです。療養中の患者さんを受け持ち、「実習させていただいている」と考えて、頻回に身体を触られたり、接触を求められても、なかなか「止めて欲しい」ということができない場合が多いようです。『周囲に相談しても信じてもらえないかもしれない』、『患者さんとの人間関係もできて、触る以外はいい人だから私が我慢すれば…』、『実習が終わるまでの辛抱』などと考えてしまい、我慢して誰にも相談できないこともあります。

　しかし、セクシャル・ハラスメントは人権侵害にあたります。決して一人では悩まずに、周囲に相談しましょう。声を上げることは勇気がいりますが、解決の糸口は見つかります。**セクシャル・ハラスメントを受けるのはあなた自身に問題があるからではないのです。**

COLUMN 4

▶ ライン管理

　治療のために身体に挿入されているチューブ類は総称して**ライン**と呼ばれている。

　ラインには、静脈内点滴のように体内に液体を注入する場合と、ドレーンのように体内の血液や浸出液を体外に排液させる場合の2種類がある。

　チューブ類を挿入している患者のケアは、慎重に注意深く行う必要がある。

　受け持った患者さんがチューブを挿入している場合は、その**目的を理解する**ことが大切である。また、チューブ挿入中は、さまざまなトラブルが起こりやすいため、ケア時のチューブ管理に留意し、頻回の観察によりトラブルを早期に発見すること、また、トラブル時の適切な対応が必要である。

1. 点滴静脈内注射
1) 点滴静脈内注射の観察

　点滴静脈内注射は、**末梢静脈に挿入**されている場合と、**中心静脈に挿入**されている場合の2種類がある。

　点滴静脈内注射を受けている患者を受け持った場合は、医師が**指示した時間内に、予定された量が確実に患者さんの身体に注入**されているか否かを観察する必要がある。

　訪室した時は、必ず、刺入部位から輸液ボトルまでのラインを観察し、**屈曲や圧迫による閉塞**がないことを確認する。

　また、**輸液の残量と1分間の滴下数を数え、輸液が終了する時刻**を予測し、指示された時間内に注入されることを確認する。

　輸液ボトルの液面の高さと患者のチューブの挿入位置の**高低差が少ない**と、**輸液が滴下しにくい**場合があるので、ベッドの高さや、患者の体位の変化に応じて、輸液ボトルの高さの調整を行う。

2) 静脈内点滴が滴下しない場合

　末梢静脈から輸液が行われている場合は、注射針が静脈の血管壁を損傷し、薬液が**血管外に漏れる（点滴が漏れる）**可能性がある。

　訪室した時は、点滴針の**刺入部周辺の皮膚を観察**し、発赤・腫脹や痛みなどの兆候が見られたら、すぐに看護師に報告する。

　また、**輸液が滴下しない場合**は、針の挿入部周辺の皮膚の異常が認められなくても輸液が漏れている可能性があるので、看護師に連絡する。

　関節に近い部位に刺入した場合は、肘関節や手関節の角度などにより、滴下速度が変化することがあるので、**滴下速度の変化と挿入部の皮膚の変化の両方を観察**して点滴漏れの有無を判断する。

　中心静脈にカテーテルを挿入して輸液を行っている場合は、チューブ挿入部位のチューブのメモリを観察し、**カテーテルの挿入されている長さが変化していないことを確認**する。

3) シリンジポンプや輸液ポンプを使用している場合

　静脈内に薬液を注入する際に、決められた時間に一定量の薬液を注入するために器械が使われる。注射器（シリンジ）に入っている薬液を一定量注入する**シリンジポンプ**と、輸液ボトルの薬液が点滴チューブを通して滴下される量を一定に調節する**輸液ポンプ**がある。

　シリンジポンプや輸液ポンプは、充電できるようになっている。患者さんがトイレや面会者と会うために病室を離れる時は、**どのくらいの時間部屋を離れるか、充電によるポンプの使用可能時間がどのくらいなのか、移動先にコンセントの差し込みがあるか**、などを

確認し、患者さんの移動を援助する。

　ポンプ類を使用している場合でも、訪室した時にシリンジや点滴ボトル内の薬液の残量を観察し、**時間内に決められた量が入っているかどうかを確認する**必要がある。器械に正しくセットされていないために、**予定量より少なく、または多く注入されていることがあ**る。また、点滴漏れがある場合でも、器械により、一定量の薬液を入れるために圧力がかかり、刺入部位周辺が腫脹していることもあるので、注意する。

2. ドレーンについて

　ドレーンとは、体内に**貯留した血液や浸出液を体外に排出するためのチューブ**である。

　ドレーンは、排液バックに接続されていない場合と排液バックに接続されている場合がある。

　排液バックに接続されている場合は、自然排液を促す場合と、血液や体液を持続的に吸引するために吸引機能のついた排液バック（S-Bバック®、J-VAC®など）や吸引器に接続されている場合がある。
ドレーンが挿入されている患者のガーゼ交換やテープの交換を行う時は、
・**ドレーンの屈曲や圧迫がないか**
・**挿入部位周囲の皮膚の発赤、腫脹の有無**
・**挿入部のドレーンのメモリやしるしから、挿入されている長さを確認**
することが大切である。

　また**排液バックに接続されたドレーンを挿入している患者**を訪室した時は、
挿入部から排液部までを観察し、
屈曲や圧迫がないことを確認したり、
ドレーン内の排液の流れを観察し、内腔が閉塞されていないか判断する。

　さらに、**吸引器に接続されている場合**は、**吸引圧や吸引時間などの設定**をチェックし、設定どおりの吸引が行われているかどうかも確認する。

　ドレーンと接続管、排液バックなどの接続部は、容易に外れることがある。接続部位が外れていることを見つけた時は、自分で接続せずに、患者さんの体から出ているドレーンをドレーン鉗子で留めて、すぐに看護師に報告する。

S-Bバッグ（創部用ドレナージ用バッグ）
J-VAG（低圧持続吸引バッグ）

32 小児看護
小児のけいれん

関連する法律や倫理規定 32

この事例は法律・倫理上の問題はない。

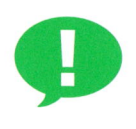

❗ けいれん発作時には、身体に触れてはいけない

　看護学生3年生のGさんは、けいれんの精密検査目的のために入院中のYくん（男児・10ヵ月）を受け持っています。

　ある日、Yくんのバイタルサイン測定中、突然、Yくんの上肢が震えだしました。全身を硬直させ、眼球は上転し、チアノーゼが出現しています。
Gさんは、驚き、「Yくん、どうしたの？　大丈夫？　しっかりして！」とYくんの肩を揺さぶりながら、大声で何度も叫びました。
それでも、Yくんの様子が変わらないため、震えを止めようと、Yくんの上肢を押さえました。
　そこへ、Gさんの声を聞いた看護師が走ってきました。看護師にいわれ、GさんはYくんの上肢を離しました。

　看護師は、Yくんのベッド上での安全を図り、けいれん発作の状態を観察した後に、医師に報告しました。

解 説

けいれん発作時は、**身体を揺り動かすことや大声で名前を呼ぶことは禁忌**です。そのような行為が刺激となり、発作を長引かせたり、けいれん重積発作(じゅうせきほっさ)(てんかん発作)につながる場合があるためです。

けいれん発作が予測される場合には、発作の早期発見ができるよう、モニターの使用や頻回な訪室、前駆症状の有無に関する観察を行います。また、発作が起きた場合のために、安全が図れるよう事前に環境を整えておきましょう。

発作時の援助として、窒息や外傷を予防することが必要ですが、その際に過度に身体に触れ、刺激とならないよう配慮しながら行います。また、どのような発作であるか、**けいれんの観察(けいれんの性質、持続時間、眼球の状態、呼吸状態、意識状態など)**をきちんと丁寧にしておくことが診断・治療に役立つことを覚えておきましょう。

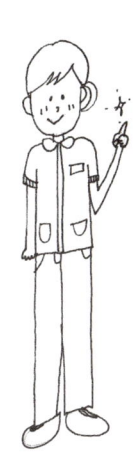

33 小児看護
ウソ

小児看護領域の看護業務基準

◉説明と同意◉

①子どもは、その成長・発達の状況によって、自らの健康状態や行われている医療を理解することが難しい場合がある。しかし、子どもたちは、常に子どもの理解しうる言葉や方法を用いて、治療や看護に対する具体的な説明を受ける権利がある。
②子どもが受ける治療や看護は、基本的に親の責任においてなされる。しかし、子ども自身が理解・納得することが可能な年齢や発達状態であれば、治療や看護について判断する過程に子どもは参加する権利がある。

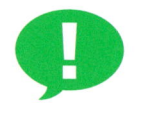

痛みを伴う処置・検査を受ける子どもに「痛くない」といってはいけない

　看護学科3年生のHさんは、小児看護学実習で5歳の女の子・Kちゃんを受け持つことになりました。

　実習2日目、Kちゃんは、採血の予定があります。
Kちゃんが
「きょう、けんさがあるんだって。いたいけんさなのかなあ？」
とHさんに聞きました。
　学生Hさんは、Kちゃんが怖がり、採血が受けられなくなっては困ると思い
「ぜんぜん痛くない検査だよ」
と答えました。Kちゃんは
「いたくないの？　ほんと？　よかったあ！」
と安心した様子で笑顔になりました。

　しかし、採血後、Kちゃんから
「いたかった！　おねえちゃんは、うそつきだから、きらい！　もう、おへやにこないで！」
といわれてしまいました。

小 児

解　説

　Hさんは、Kちゃんを"安心させたい"という思いから、「痛くない検査」と話しました。しかし、実際には、採血は痛みを伴う検査であったことから、Kちゃんは『"うそ"をいわれた』という思いを抱いてしまいました。

　採血、注射などの痛みを伴う処置・検査前に、「痛くないよ」と教えられたにもかかわらず、実際、検査は「痛かった」ことにより、「子どもの心」は大きく傷つけられることになります。このような関わりが周囲の人々との信頼関係を構築し、人間関係を学ぶこの時期の子どもの人格形成に影響を及ぼすことがあることを理解しておく必要があります。

　このような場面では、5歳のKちゃんが、少しでも納得して採血に臨むことができるよう援助することが大切です。**幼児期後期は、プレパレーション（心理的準備）が有効**です。人形などを活用した疑似体験を通して、処置・検査の必要性や方法をわかりやすく説明することで、子どもは、その必要性を理解し、自分に行われる処置・検査をイメージすることができるようになります。

　子どもにうそをいわず、子どもの発達段階、理解力に応じた説明を行うことが、子どもの人権・尊厳を守ることとなり、これが、小児看護の基本です。また、家族へも十分な説明を行い、同意を得ることによって、家族と協力しながら、子どもの援助を行っていくことが求められます。

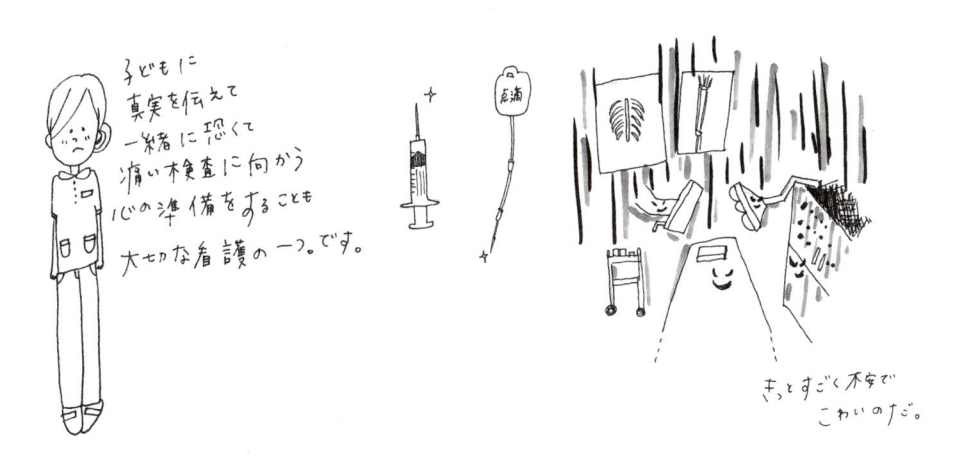

子どもに真実を伝えて一緒に怖くて痛い検査に向かう心の準備をすることも大切な看護の一つです。

きっとすごく不安でこわいのだ。

34 小児看護
ウソ

関連する法律や倫理規定 34

◉病院における子どもの看護「勧告」◉
10項　医学的処置を行う前には、いかなる場合にも、子どもの発達段階に応じた説明やデモンストレーションを行って準備すること。医学的処置を行った後には、恐怖体験を合理的に解消するため、幼い子どもにはプレイを行うこと。

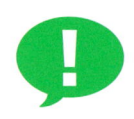

❗ 子どもに説明しないまま、処置・検査を行ってはいけない

　看護学科3年生のIさんは、家族の方とともに、下肢に疼痛があり、精査目的で入院中の小学1年生のAくんを車椅子にてレントゲン室に移送することになりました。

　学生Iさんは、Aくんが、以前、レントゲン撮影を嫌がったという話を看護師から聞き、レントゲン室に行くことを伝えることで、自分が嫌われてしまうのではないかと考え、
「Aくん。今日は、お母さんと私と3人で、面白いところに遊びに行こうか？」
とAくんに話しました。
入院のため退屈していたAくんは、大喜びです。
「おもしろいところってどこかな～？」
「なにして、あそべるのかなあ」
と、はしゃいでいます。

　その後、Iさんに車椅子を押され、レントゲン室に着いたAくんは驚き、とてもショックな様子で、下を向いています。
レントゲン室に入室したところ、
「どうして、けんさのことをおしえてくれなかったの？　やだよー！　ぼく、かえる！」
と泣いてしまいました。

解 説

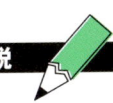

　処置・検査を行うことを子どもに伝えずに実施することはいけません。
　さらに、この事例では、
「面白いところに遊びに行こう」
とAくんに話しています。
　Aくんは、その言葉を信じ、とても楽しみにしていました。
　子どもは、検査について説明されなかったことに加えて、『楽しみにしていた思いを裏切られた』といった感情を抱くこととなります。

　また、子どもは、自分に行われる治療や看護について説明を受ける権利を持っています。子どもの発達段階や性格に合わせた説明を行い、子ども本人と家族の双方が、行われる治療・看護を正しく理解できるよう支援していきましょう。
　さらに、小児看護学実習では、**子どもと仲良くなりたい、嫌われたくないという考え**から、このような言動を取ってしまうことがあります。
　実習中は、自分中心ではなく、常に、子どもの思いを考え、言葉や行動に気を付けていきましょう。

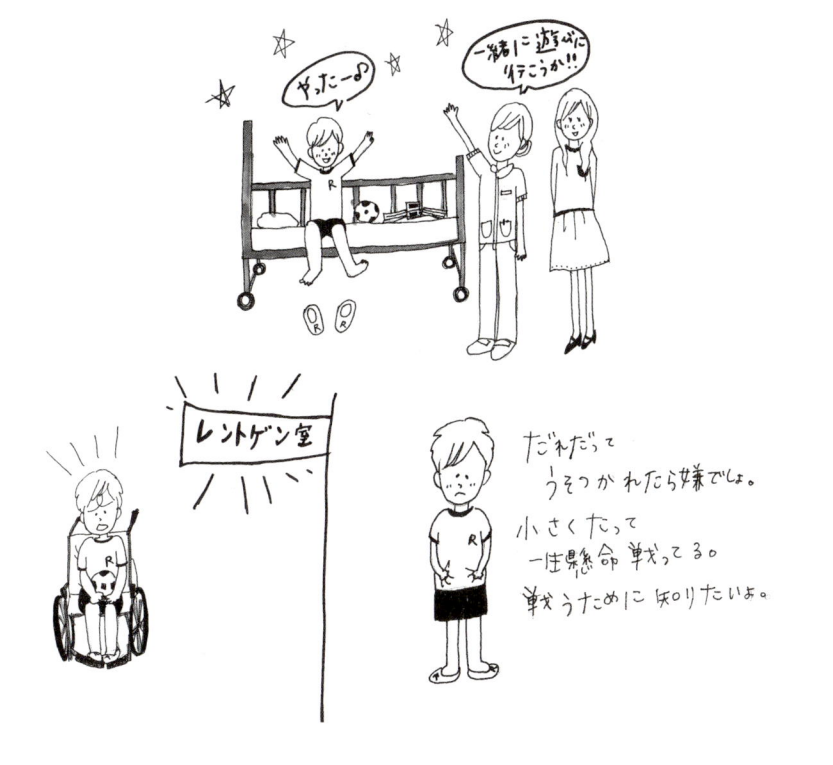

35 小児看護　入院している子どもの権利

関連する法律や倫理規定 35

医療法　第1条の2　第1項（医療提供の理念）
民法　第709条（不法行為）
日本看護協会　看護者の倫理綱領（2003年）
　　　1　尊厳
日本看護協会　小児看護領域の看護業務基準（1999年）

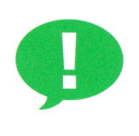

❗ 子どもにケアや処置の説明をしなかったり、プライバシーを無視してはいけない

看護学生Jさんは、肺炎で入院したEちゃん（1歳2ヵ月）を受け持ちました。

受持ち3日目より、Jさんは、Eちゃんの清拭を計画して実施することになりました。
Eちゃんの病室は4人部屋であり、各ベッドにカーテンがありますが、普段カーテンは空いた状態になっていました。

Jさんはカーテンを開けたままで、無言でEちゃんのパジャマを脱がせて拭き始めました。

清拭（せいしき）を始めた直後に担当看護師がカーテンを閉めました。Jさんは、清拭の間もEちゃんへの説明や言葉かけもなく実施していました。

終了後に担当看護師から、カーテンを閉めることとEちゃんへの説明や言葉かけをするように指導を受けました。
Jさんは「Eちゃんは、1歳だから恥ずかしくないし、説明してもわからないと思っていました」といいました。

小児

解　説

　小児看護学実習では、受け持ち対象患者が子どもであることから「子どもだから」という思いこみで援助を行う傾向がみられます。

　子どもが「恥ずかしい、イヤだ」といえない年齢の場合には特に配慮できていない場合があります。

　小児病棟では付き添い入院でない場合は、ケアや処置以外はカーテンが開かれています。それは乳幼児の子どもの病室ではナースコールを押すことができないために安全管理の一つとしてカーテンを開けています。

　プライバシーの保護は、年齢や性別に関係なく必要なことです。また子どもへの説明も同様です。
　看護行為についての説明を受けることは子どもの権利です。
　またケアの際の子どもへの言葉かけは言語発達過程の子どもにとっては重要な発達を促す援助です。

　上記の内容は『児童の権利に関する条約』（1994年）で規定されている内容に準じて、入院治療を必要としている子どもや健康問題をもつ子どもにあてはまるものと考えられ、1999年に日本看護協会より小児看護領域の業務基準［小児看護領域でとくに留意すべき子どもの権利と必要な看護行為］の中で［説明と同意］・［プライバシーの保護］として提示されています。

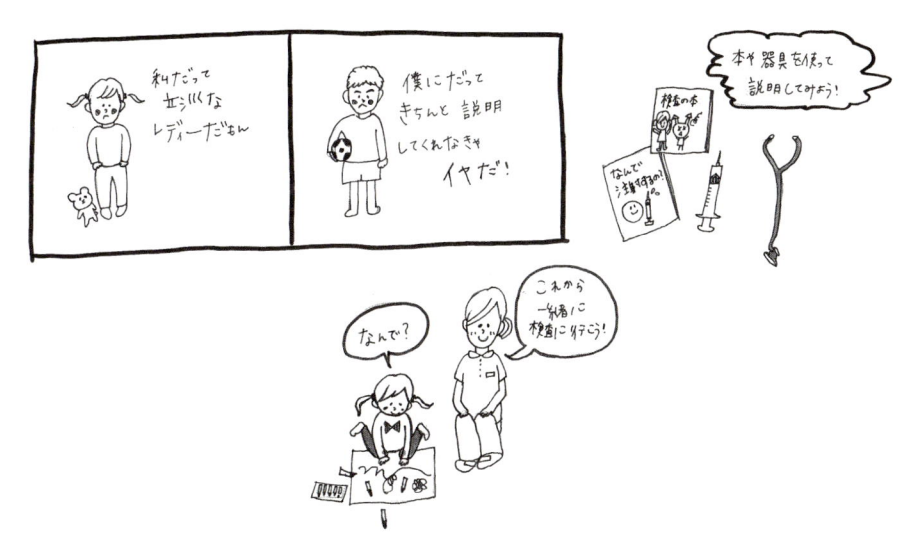

36 小児看護

関連する法律や倫理規定 36

民法　第709条（不法行為）

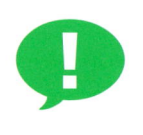

❗ 乳幼児のいるベッドのベッド柵をおろしたら、一瞬でも子どもから目を離してはいけない、ベッドのそばを離れてはいけない

　看護学科３年生のＫさんは、小児看護学実習で胆道閉鎖症のため入院中のＳちゃん（女児・生後６ヵ月）を受け持っています。Ｋさんは、乳児と接したことは、ほとんどなく、子どものオムツを取り換えることは初めてです。

　実習２日目、Ｓちゃんのおむつが濡れていたので担当看護師に伝えると、「一緒におむつ交換をしましょう。すぐに行くので、準備をしておいて下さいね」といわれました。

　学生Ｋさんは、ベッド柵を下までおろし、ベッド脇の引き出しに入っているおむつを取ろうと、ほんの一瞬、ベッドの横を離れました。すると、ドンという音が聞こえました。あわてて振り向くと、床にＳちゃんが落ちていました。

解 説

　小児、特に乳幼児期の子どもは、危険の認知理解は発達途上にあることを理解しておきましょう。ベッドからの転落は、入院中に起きやすい事故です。

　乳幼児用ベッドは、柵の高さ調節が可能で、乳幼児の入院時には多く使用されます。Kさんは、Sちゃんが『寝返りができる』ことは、カルテに記載があったため、知っていました。しかし、その情報をもとに、子どもの運動機能発達に応じて、Sちゃんの転落事故を防ぐために、自分がどのように行動すれば良いのかを具体的に考えていませんでした。Kさんは、「ほんの1、2秒、振り向いて、おむつを取ろうとしただけで、まさか、ベッドから落ちるとは思わなかった」と振り返って話しました。

　「ほんの1、2秒」で大きな事故が起きることを認識し、子どもと関わりましょう。わずかでも子どもから目を離す場合には、一行為ごとにベッド柵をあげる行動が事故を防ぎます。

　さらに、子どもは、昨日までできなかった行動が今日できるようになるかも知れません。その点も踏まえた事故予防行動、安全管理が必要となります。子どもの発達段階から予測される事故を考え、日々の関わりやケアの方法を検討しましょう。

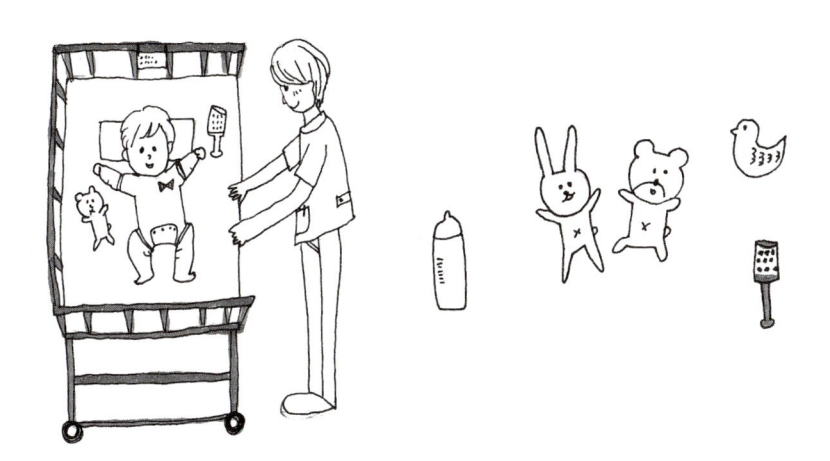

37 小児看護

関連する法律や倫理規定 37
医療法　第1条の4　第1項（医師等の責務）

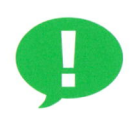

❗ 点滴中の小児の点滴ルートの観察を怠ってはいけない

　小児看護学実習で、学生Lさんは急性胃腸炎のため入院となったKくん（男児・3歳）を担当していました。
　Kくんは補液のために、静脈内点滴注射を左手背（ひだりしゅはい）に留置しています。
　病室で、LさんとKくんが一緒にいると、Kくんが「おしっこしたい」といい、病室内のトイレに移動しようとしました。Kくんの左側に点滴台・輸液ポンプがありました。
　Lさんは点滴台を移動せず、Kくんをトイレに誘導しました。その時、点滴ルートが、輸液ポンプ接続部から外（はず）れてしまいました。

解 説

　小児の場合、体動が激しい児や遊びに夢中になっている時など、点滴ラインの接続部が外れたり、点滴漏れが起きやすい状況になります。

　そのため、予め**点滴ルートの長さ調節や接続部をテープ等で固定**しておき、ルートトラブルの予防に努めましょう。

　子どもは、点滴をしていることを忘れ、行動してしまうことがあるため、看護者による観察・注意が重要です。

　子どもの病状に加え、
発達状況
性格
生活行動・遊びの様子
に合わせ、輸液にかかわるトラブルを防ぎ、治療が確実に行われるよう援助していきましょう。

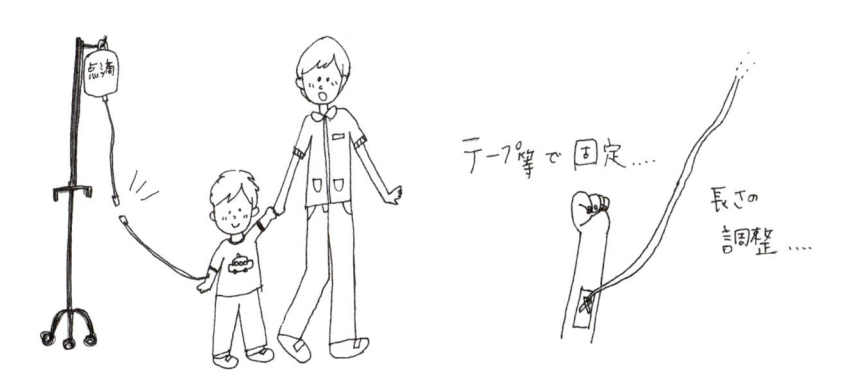

38 小児看護

関連する法律や倫理規定 38
医療法　第1条の4　第1項（医師等の責務）

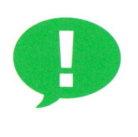

> ！ どのような発達段階の子どもでも、点滴ルートの確認をせずにベッド柵を上げてはならない

　看護学科3年生Mさんは、小児看護学実習で血液疾患で化学療法を実施中のYちゃん3歳の女児を受け持っていました。

　実習2日目、Mさんは看護師がYちゃんの昼食準備をするところを見学しに行こうと思い、Yちゃんのベッドから離れようとして急いでベッド柵を上げました。

　すると、点滴ルートが柵の端に挟（はさ）まりルートが切れました。それと同時に、ルートから輸液が漏れだしました。

解説

(1) 子どもは、自分で注意することができない。

　乳幼児の子どもたちは、点滴ルートに注意しながら行動するのは不可能です。子どもは「点滴ルートがある」と認識していても、「点滴をしている時には注意しなければいけない」のか、「どんな危険があるか」までは理解していません。
　また、理解したとしても忘れてしまうため、看護師は子どもの輸液管理が必要となります。
　特に小児看護学実習では、点滴ルートがどこから確保されているか、刺入部位と周囲の皮膚の観察をしていきましょう。

(2) **子どもは、輸液ルートから出血や感染する可能性が高い。**

　輸液の種類によっては点滴刺入部位から出血（出血量が増加）することがあります。また、子どもの体重が少なくなればなるほど、**出血量が増加すれば生命に危険を伴うことがあります。**

　小児の特徴として免疫機能が発達途上にあり、治療薬の副作用によっては容易に感染する可能性もあります。
　どのような輸液製剤がどのくらい（量）点滴されているのか正しく把握（学習）しておく必要があります。

　そのため、小児看護学実習中では、点滴をしている子どもには、細心の注意を払い、あらゆる危険を回避していけるようにしましょう。

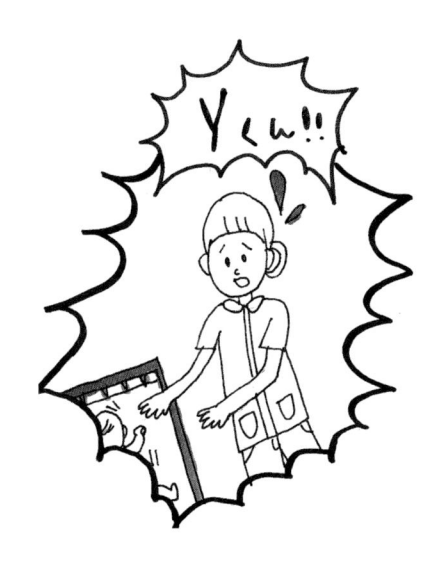

39 小児看護

関連する法律や倫理規定 39
感染症の予防及び感染症の患者に対する医療に関する法律
第6条　第6項（5類感染症）

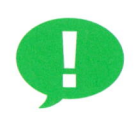

❗ 小児の発疹を見逃してはいけない

　看護学生のNさんは、急性気管支炎のため加療目的で入院した1歳児Aちゃんを受け持ちました。

　Aちゃんのお母さんから
「Aのおなかにポツポツ湿疹ができてしまって。入院してから、お風呂に入っていないからですかね？」
といわれました。
　学生Nさんは、
「きっと、そうですね。早くお風呂に入れるといいですね」と答えました。

　翌日、Nさんが実習に来たところ、Aちゃんが水痘を発症し、個室隔離となったことを聞きました。看護師から、
「昨夜、Aちゃんのお母さんは、"発疹が出ていることを学生さんに話しました" といっていたけど、担当看護師に報告はしましたか？」
と確認され、あの時の湿疹は、水痘だったんだ、とようやく気付きました。

解 説

　この事例では、学生Nさんは Aちゃんのお母さんから、発疹が出現していることを聞いたにもかかわらず、自分で発疹を確認することや看護師に報告することなく、お母さんの「お風呂に入っていないからですかね？」という言葉をそのまま受け止めてしまいました。

　小児期は、発疹を伴う感染症に罹患しやすい時期であることを認識しておきましょう。小児の発疹は、水痘や麻疹、風疹、突発性発疹などウイルス性感染症、局所感染による皮膚炎、アレルギー・自己免疫に伴う疾患など、さまざまな疾患が考えられます。発疹の形態とあわせ、痒みや痛みといった自覚症状、発熱などの随伴症状を観察しましょう。

　また、**予防接種歴、アレルギー歴、感染症児との接触歴、地域の学校や幼稚園・保育所における感染症流行状況に関する情報収集も必要**です。入院中に感染症が発症した場合、**院内に感染が拡大しないよう、早期発見・対応が重要**であることも認識しておきましょう。

40 在宅看護

関連する法律や倫理規定 40

日本看護協会　看護者の倫理綱領（2003年）
　12　看護者自身の健康の保持増進

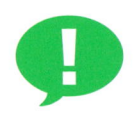

❗ 療養者さんのお宅から無断でその場を去ってはいけない

　Oさんは、看護学科の3年生で、何事にも真摯（しんし）に取り組む真面目な学生です。
　すべての病院実習を終えていましたが、態度面での問題もなく、順調に看護学生としての学びを進めてきていました。

　学生Oさんが実習をさせていただいている訪問看護ステーションは、東京から電車で約1時間のベッドタウンで、高級住宅街が多く点在しています。

　この2日間で6件の同行訪問をしました。
　家の大きさや古さはさまざまでしたが6件ともとてもきれいな部屋で、利用者さんが療養生活を営んでいらっしゃいました。

　Oさんは、病棟実習との違いに戸惑（とまど）いつつも、利用者さんとその家族が、その人らしい生活をされていることの素晴らしさを実感しはじめていました。

　3日目午後の最後の訪問先は、周囲の家とは明らかに異なる古くて手入れのされていない家でした。

　玄関先にまでさまざまなものが置かれており、利用者さんの部屋まで物をかき分けて進みました。
　事前にある程度の話を聞いていましたし、
「明日訪問する家では、替えの靴下を用意したほうがいいですよ」
とアドバイスされていましたので、覚悟をしてきたつもりでしたが、独特の匂いがあることは想定外でした。

在宅

　訪問看護師さんが学生を利用者さんに紹介して下さいましたがOさんは、顔がこわばったまま挨拶をしてしまいました。

　そして、看護師さんのケアの最中に、気分が悪くなったので静かにその場を去り、玄関から外へ出てしまいました。

　当日、指導していた看護師から、
「相談なしに、勝手にいなくなってしまった」
と担当教員に連絡があり、問題が判明しました。

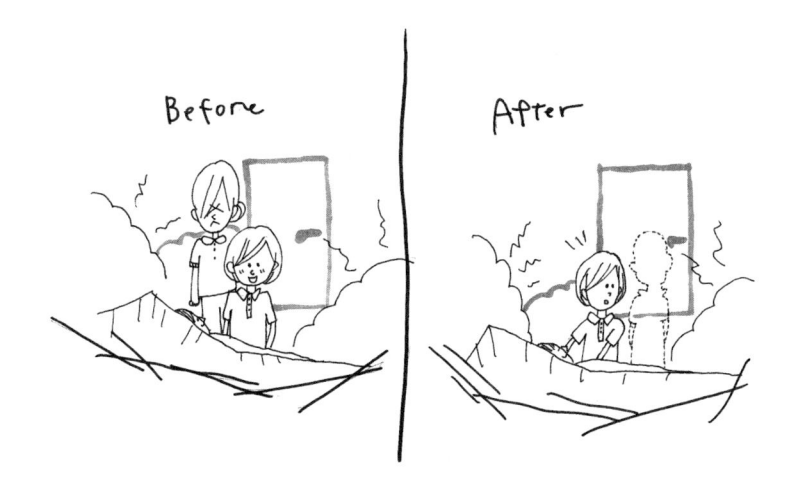

解 説

　在宅療養生活では、利用者さんとその家族にとって最も居心地の良い環境であれば、看護師や学生の主観でその環境を一方的に変えるようなことはしてはいけません。

　このケースでは、環境が療養生活に及ぼす医学的問題や社会的問題を考えつつ、その人らしく生きるための看護支援とは何かを学ばせていただく良い機会でした。

　しかしながら、Oさんは自分が実習生であることを忘れ、一人の普通の女性としての行動をとってしまいました。

　さらに、指導者に事情を話す余裕もなかったため、結果として「**ほうれんそう（報告、連絡、相談）**」もできなかったのです。

　実習前のオリエンテーションでは、「犬や猫のアレルギー等がある場合は、事前にお知らせください。」と説明されていました。

　アレルギー源となる動物の有無なども含めて、訪問先の調整をしてもらうことが可能だからです。しかし、主観的に不快な条件を避けるような調整を事前に行うことは困難かつ不適切です。

　実習生として、どのような環境からでも学ばせていただくという気持ちで実習に望むとよいでしょう。

　それでも、何らかの事情で気分がすぐれない場合は、**我慢しすぎて卒倒するよりは、看護師に報告、連絡、相談してから、その場に座ることや外に出ることの方が適切**です。

41 在宅看護

関連する法律や倫理規定　41

日本看護協会　看護者の倫理綱領（2003年）
　　3　信頼関係

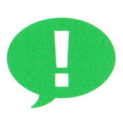

❗ 療養者さんのお宅で物を勝手に触ったり、片付けてはいけない

　在宅看護学実習では、訪問看護ステーションの訪問看護師さんと一緒に、地域（在宅）で生活されている療養者さん宅を訪問し、必要な看護を提供します。

　看護学生のPさんはこれまで病院・病棟実習をいくつか経験し、その日が初めての在宅看護学実習でした。

　訪問した療養者さんは80歳代男性で一人暮らし、糖尿病があり毎日血糖測定・インシュリン投与が必要な方でしたが、移動等に問題はなくADL（日常生活動作）は自立されていました。
　しかし足の踏み場もないほどに床に物が散らばっており、ティッシュ箱やリモコン、食べた後のお弁当の空まで床の上にありました。

　学生のPさんは、
「このままでは療養者さんが何かを踏んでしまって転倒するかもしれない」
と思い、ティッシュ箱やリモコンをテーブルの上に置き、お弁当の空を台所のゴミ箱に入れました。
　すると、そのことに気づいた療養者さんが
「おい、勝手に何をやっているんだ」
とお怒りになり、「もう学生さんは来ないでくれ」ということになりました。

解説

　この看護学生Ｐさんの場合は、「このままでは療養者さんが何かを踏んでしまって転倒するかもしれない」とアセスメントし、療養環境の整備をしなければと考え、それで床に散らばっていた物を片付けたということでした。

　転倒の危険性をアセスメントできたことは良かったのですが、療養者さんの物を勝手に（療養者さんの許可を得ずに）触ってしまい、片付けてしまったというのが問題でした。

　訪問看護の場合には、訪問看護師・看護学生は療養者さんのお宅にお邪魔させてもらっている客であり、その**お宅の主は療養者さん・ご家族です**。たとえ今の状況に問題があるとしても、それは療養者さんの物であり、療養者さんの生活への考え方・やり方です。それを療養者さんの許可なく移動させることは、その考え方・やり方を否定することになり、信頼関係を損ねる結果となります。療養者さんの立場になって考えた場合に、初めて家にやってきた人が勝手に家の中の物を触り、片付け始めたらどう思いますか。気持ちの良いものではないと思います。気をつけましょう。

　またこのような場合には、なぜ今このようなお宅の状況にあるのかを、訪問看護師さんに聞いてみることが必要です。それが療養者さんを理解することにもつながり、その方の考えを尊重した、その方に寄り添った看護が提供できると思います。（もちろんその場合には、その療養者さんへの訪問看護が終了し、**訪問看護ステーションへ帰ってきた時**などに訪問看護師さんに聞いてください。）

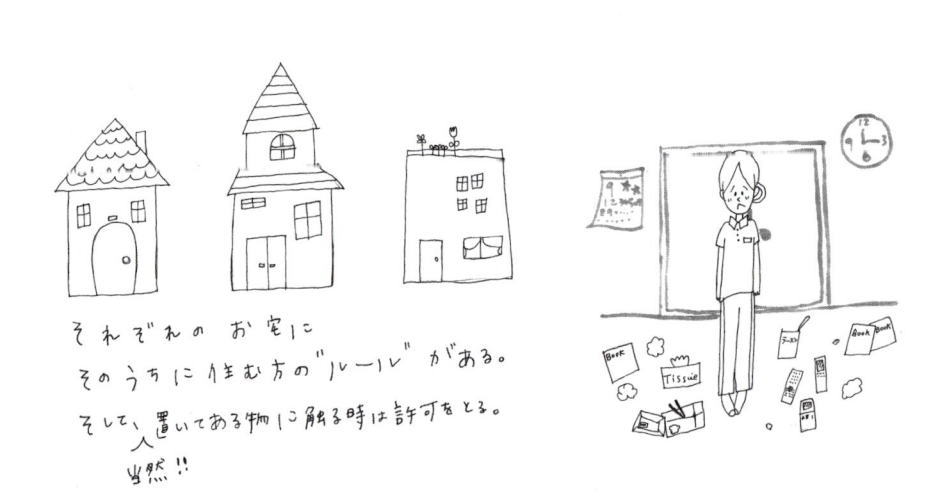

それぞれの お宅に
そのうちに 住む方の "ルール" がある。
そして、置いてある物に触る時は許可をとる。
人 当然!!

42 在宅看護

関連する法律や倫理規定 42

日本看護協会　看護者の倫理綱領（2003年）
　　3　信頼関係

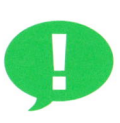

❗ 療養者さんのお宅に、素足で訪問してはいけない

　学生Qさんは、今日から在宅看護学実習です。
これまでの病棟実習とはいろいろなことが異なるということを事前学習で感じており、楽しみではありますが緊張して初日を迎えました。

　実習前の学内でのオリエンテーションで、
挨拶をきちんとすること
何をするにも指導者の方に確認してから行うこと
訪問時には服装には特に気を付けるように
ブーツなどは避け着脱しやすい靴を履いて来るように
といわれていましたので、朝早めに駅で友達と待ち合わせ、友達同士で服装の確認を行ってから訪問看護ステーションに向かいました。

　元気にあいさつし、訪問看護ステーションでのオリエンテーションを終え、午後はいよいよ療養者の方のお宅に訪問です。

　学生Qさんは看護師Fさんの車に同乗し、2件連続で訪問することになりました。

　1件目は、精神疾患を持った独居のお年寄りの訪問でした。
　家の中は非常に汚れていて、学生Qさんは内心びっくりしましたが、極力自然にふるまい、看護師Fさんのケアを観察し、多くのことを学び、このお宅の訪問を終えました。
　靴下がかなり汚れてしまい、2件目のお宅に伺うのに、汚い靴下では申し訳ないと思い、1件目のお宅を出る際に靴下を脱ぎ、靴を直かに履きました。

2件目のお宅に到着し、靴を脱いでお宅に上がろうとした時に、看護師Fさんに
「素足でお宅に上がるのは失礼」
との指摘をいただき、この日は車の中で待機することになりました。

　その時に、学内のオリエンテーションで替えの靴下を持参するようにいわれていたことをようやく思い出しました。

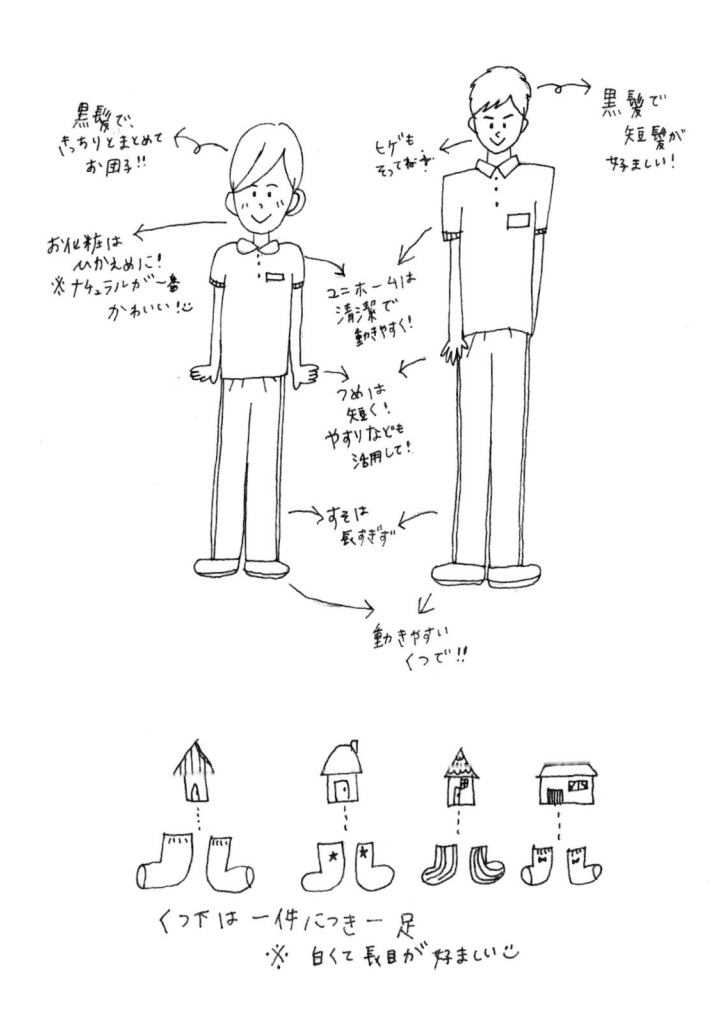

解説

　在宅実習で療養者の方のお宅に伺う際には、知らない方（多くの場合は年長者の方）の生活の場にお邪魔することになるわけですから、挨拶・態度・服装などにはことのほか気を付けなければなりません。

　今回の事例では、身だしなみに十分気を付けていたのですが、訪問先のアクシデントにより、素足で訪問しようとするという結果になってしまいました。

　特に汚れたお宅でなくても、入浴介助の際に靴下が濡れてしまうといったこともありますので、**替えの靴下を用意して**おくようにするといいでしょう。

　逆に入浴介助の際などは、素足になって介助することが適当な場合もありますので、靴だけでなく、靴下も着脱が容易なものを着用して訪問する必要があります。
　着脱に時間がかかるブーツやストッキングなどは原則として望ましくなく、スニーカーに清潔なソックスが適切です。

　もちろん、**訪問看護ステーションによって特に指定がある場合**には、それに従う必要があります。

COLUMN 5

▶湿性生体物質に触れた器材や物品の洗浄と消毒

血液や尿、痰、創からの浸出液などの湿性生体物質に触れた器材や物品は、消毒や滅菌する前に、必ず洗浄が必要である。

消毒薬の成分である塩素はタンパク質と結合しやすいため、血液や体液などの有機物が付着したままでは、消毒効果が著しく低下するからである。

中央材料室（部）がある病院では、ほとんどの器材は、洗浄から消毒・滅菌まですべて、中央材料室（部）で行う。そのため、使用した器材は、付着している血液や尿などで、病棟内の床やベッド周りが汚染されないようにして、洗浄せずにそのまま中央材料室に出す。

病棟で洗浄・消毒する器材は、自分自身や環境に湿性生体が飛散しないように注意して洗浄し、適切に消毒しなければならない。

1．病棟で消毒する器材の洗浄

血液や痰、尿などの有機物が付着した機材を洗浄する場合は、生体物質が自分に飛散したり、付着しないよう、まず流水で洗浄する必要がある。

その際、未滅菌手袋、防水性のエプロン、マスクを着用して洗浄する。器材を流水で洗浄した後は、手袋を脱いだ後に**必ず、石けんと流水で手洗いすること**。

2．病棟で消毒する器材の消毒

1）吸い飲み、薬杯、哺乳瓶、ガーグルベースン

流水で洗浄後、200ppm（0.1％）次亜塩素酸ナトリウム液に20分間浸す。

口腔や消化管粘膜に、直接・間接的に触れる物品であるため、**グルタールアルデヒド系**の消毒薬は、粘膜への刺激が強いので、使用は厳禁。

2）吸入用の嘴管、超音波ネブライザーのマスク、人工呼吸器のチューブ

流水で洗浄後、200ppm（0.1％）次亜塩素酸ナトリウム液に20分間浸す。

薬剤または水分を気管粘膜に接触させる医療機器であるためグルタールアルデヒド系の消毒薬は、粘膜への刺激が強いので、使用は厳禁。

3）口腔・直腸体温計

流水で洗浄後、200ppm（0.1％）次亜塩素酸ナトリウム液に10分間浸す。

4）尿器・便器

流水で洗浄後に、高温の熱水または蒸気と洗浄剤で洗浄し、よくすすいで乾燥させる。

病棟にある蒸気による洗浄機を活用。

5）湿性生体物質で汚染された床、ベッド、壁などの消毒

(1) **汚染除去**：水で湿らせた布、または紙で汚染源をふき取る。

(2) **消毒**：汚染された部分に**1％次亜塩素酸ナトリウム液を噴霧**し、1〜2分放置後、布、または紙でふき取り、水拭きする。（注意：上記の次亜塩素酸ナトリウム液の10倍量の濃度に注意すること。単位には注意。）

(1)、(2)は、未滅菌手袋を着用して行い、終了後は手袋を脱ぎ、石けんと流水による手洗いを行う。

次亜塩素酸ナトリウム液を噴霧時に吸引しないよう、マスクを着用すること。

43 パワー・ハラスメント

関連する法律や倫理規定 43

日本国憲法　第13条
民法　第709条（不法行為）

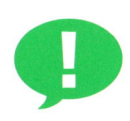

❗ 教員から人格を否定されるような言動を受けたと感じた時、黙って我慢してはいけない

　Rさんは看護系大学の3年生です。臨地実習の前に看護技術の試験があるため、毎日遅くまで練習をしています。Rさんは試験などで緊張感が強くなると頭が真っ白になってしまうため、本番の試験で緊張しないように、何度も繰り返し練習をしています。

　自分だけでは技術方法に自信がもてないため、教員に技術チェックを依頼し確認してもらう日時を約束しました。

　約束した日、教員はRさんにまず実際にやってみせるよう指示しました。本番さながらの教員の厳しい表情にRさんは余計緊張し、手が震えてしまいました。

　すると教員は
「今まで何を練習してきたのかしら？　そんなことでは技術試験は不合格、臨地実習にも行けそうもないわね」といい、
「3年生になるというのにあなた今まで何をやってきたの？　この1回だけ何とか練習して試験もすり抜けようと思っていたのかしら？　そんなに甘くないわよ。単位はあげられそうもないわね」と追い打ちをかけるようにいいました。

　Rさんは「すみません。今まで何度も練習してきたのですが、緊張してしまって…もう一度最初からやり直すので、見ていただけないでしょうか」
と今にも泣き出しそうです。

　すると教員は
「何度やっても無駄よ。こんなに下手な技術の学生は見たことがないわ。よく看護師を目指そうと思ったわね。技術試験が不合格なら実習も行けないでしょうから、もう一度3年生をやり直して勉強し直したらどうかしら」

とRさんにいいました。

　Rさんがどうして良いかわからず黙っていると、教員は「約束の時間がきたからもう終わりにしましょう」といって帰ってしまいました。Rさんは途方に暮れ呆然としてしまいましたが、徐々に涙があふれてきてしまいました。側(そば)で見ていた友人もどうすることもできず、泣いているRさんを囲んで一緒に呆然(あぜん)と教員を見送りました。

解説

　学生の皆さんはハラスメントという言葉をご存じでしょうか。ハラスメントは嫌がらせ、人権侵害を意味します。その一つであるパワー・ハラスメント（パワハラ）は社会的立場が上の者が、その優位を利用し、立場の下の者に行う嫌がらせをさします。

　Rさんは技術試験に向けて一生懸命練習をしてきました。自分が緊張しやすいことも承知しているので事前の確認を教員に依頼しましたが、そこでも緊張のあまりうまくできませんでした。それに対し教員はRさんに対し『何度やっても無駄』、『よく看護師を目指そうと思った』などと人格を否定するような言葉を発しています。これは明らかに人権侵害です。でも、立場の弱いRさんはどうすることもできず泣いてしまいました。

　このように、教育機関において、評価する教員と評価される学生の関係は職場の上司と部下のように上下の関係です。教員というだけで学生に対してはパワー（権力）をもつので、その態度・言動は、学生には脅威になります。

　最近、多くの大学機関では「ハラスメントのないキャンパスを目指す」ためにさまざまな取り組みをしています。

　ハラスメントの被害者に責任はありません。「困った、どうしたらよいのだろう？」と思ったり「嫌だ！」と感じたら相談しましょう。

　また「私が悪いの？」と自分を責めたり、我慢してはいけません。

　相談窓口は学内外にあります。自分が信頼できる教職員、相談できる人、保健センター等の職員など自分が相談しやすいところに駆け込みましょう。また、友人がハラスメントを受けているのを見かけたら、相談するよう勧めるか、または友人の立場で誰かに相談してあげてください。事態が悪化する前に行動しなくてはいけません。

　被害者に責任はないのです。

44 パワー・ハラスメント

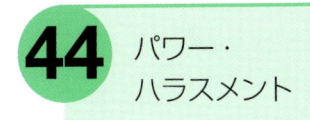

関連する法律や倫理規定 44

日本国憲法　第13条
民法　第709条（不法行為）

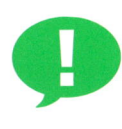

> ❗ 教員から「約束したのに指導しない」「人前で学生の取り組みを否定する」「卒業できないといった脅威をちらつかせる」などのアカデミック・ハラスメントを受けた時、一人で悩んでいてはいけない

　看護系大学の4年生のSさんは統合実習中です。
　最後の臨地実習であり、卒業研究にも関連した内容も含んでいました。なるべく早く実習記録を提出し、卒業研究論文も書き上げ、国家試験の学習に集中したいと考えていました。
　統合実習と卒業研究の指導を担当するのは、B先生です。
　Sさんを含め3人が指導を受けています。実習終了日、B先生はSさんと他の学生に、研究指導を受ける際は必ず事前にアポイントメントを取ることなど、研究の進め方を説明しました。

　Sさんは積極的に自己学習を進め、B先生にアポイントメントを取りました。B先生に
「○月○日の○時に研究室に来てください」
といわれ、その日に研究室に行ってみましたが、不在になっています。研究室の前で30分ほど待ちましたが、先生は戻りません。仕方なくメモを残して家に帰りました。

　Sさんは再度アポイントメントを取り、指定された日時に研究室に行ってみまし

た。B先生は他の学生に指導をしている様子でした。Sさんは
「廊下で待っていてください。」
といわれ、30分以上待たされた結果、時間がなくなったという理由で、指導を受けられませんでした。

　また、他の日には学生3名で指導を受けることになり、それぞれ、自分がまとめた研究論文を持って研究室に行きました。
　Sさんの論文を読んだB先生は、他の二人の学生の前で
「あなた今までどんな文献を読んで、このレポートをまとめたのかしら？　いっていることがさっぱりわからないわ。」
と具体的な指導もなく、否定的な言葉を述べるだけでした。
　さらに、
「この日に来てください。といってもあなたは指導を受けにも来ないわね。私の指導を受ける必要もないということかしら。」
とSさんにとっては身に覚えのないことまでいわれ、混乱してしまいました。
　Sさんは、
「先生が指定した日に行ったのですが…」
と小さな声で答えました。
「連絡などあったかしら？卒業研究がまとまらず提出できないと、卒業することはできませんが、知っていますか？」
と冷ややかにいわれ、自分でこつこつ頑張ってきたSさんはどうしてよいかわからず、下を向いて涙をこらえるしかありませんでした。

解説

　この事例は、実習に関連した卒業研究指導過程で起きたアカデミック・ハラスメント（アカハラ）です。
　事例のSさんは卒業研究を計画的に進めようと努力していました。しかし、指導教員に指定された日時に研究室に行っても、教員が不在であったり、別な学生の指導をしていたりと、指導を受けられませんでした。また、自分が書いた文章の内容を他の学生の前で否定されたり、「卒業できない」といったSさんにとっては脅威となることをいわれてしまいました。

　このように、

「正当な理由がなく研究上の指導をしない」
「人前で取り組みを否定する」
「卒業できないといった脅威をちらつかせる」
などはハラスメントにあたります。

　一人で悩まずに周囲に相談をしましょう。学内外に匿名で相談できる窓口があります。その際、**いつ、どこで（どのような場面で）、何を、どのように**、といった内容をできるだけ**具体的**に提示することで、それがハラスメントなのか判断する材料となります。日時や場所なども含めて、具体的な状況を書きとめておくことや、それらが事実であることを証明してくれる第3者の存在もメモしておきましょう。

COLUMN 6

▶ してはいけない禁忌集

事例1：患者さんはメル友ではない

　学生Aは患者Mさんとの関係性もよく、毎日の実習も楽しく取り組んでいた。実習もいよいよ最終日。学生Aは患者Mさんに実習も今日で終了になる事を告げた。すると患者Bさんが「A学生さん、お世話になったからこれからも連絡が欲しいわ、連絡先を教えてもらえないかしら」。学生Aは「いいですよ」と、自宅の住所を患者Bに教えた。

　翌日、「してはならない」こととは知らない学生Aは、実習指導者から実習の感想を聞かれた際にこのように答えた、「実習は楽しかったです。患者さんもよかったです。これからも様子を聞いていきたいです」。不思議に思った指導者は、「これからの様子とは？」と学生Aへ聞くと、「連絡先の交換をしました」と答えた。

1. 患者さんへ連絡先を教えてはいけない

　患者さんとの関係性を作ることは看護師にとって大切なことである。しかし、あくまでも患者−看護師という関係性で成り立つ。患者さんの経過が気になることもわかるが、学生の場合は「学ばせていただいている」立場であることを忘れないようにして欲しい。患者さんによっては、お礼状と共に菓子折りや、時には商品券など金券を送付してくるケースもある。金銭を受け取ってしまい、トラブルになったケースもある。どうしても、という場合は大学（学校）の住所を伝えるくらいにしておく。

事例2：飲ませちゃったの：絶飲食の患者に水をあげた

　学生Bは5人床に入院中の患者Nさんを受け持っていた。受け持ち以外の患者さんとも挨拶を交わし、病室の雰囲気も良好だった。いつものように朝病室へ環境整備に行くと、隣のベッドの患者Pさんに、「喉が渇いたわ、お水が冷蔵庫に入っているからとってちょうだい」とお願いされ、B学生は、ペットボトルのお水を患者Pさんに渡した。患者Pさんは、内視鏡の検査日で絶飲食の日であった。お水を冷蔵庫へ戻そうとした時に、床頭台の上へ置いてある「絶飲食」の札が目に入った。あわてて指導者へ確認したところ、「内視鏡の検査よ」といわれた。後で患者Pさんに聞いたところ「朝ごはんはダメだけど、水はいいかと思ってたわ」といった。

2. 患者さんから依頼されたことは、必ず看護師へ報告

　患者さんは「いつもと同じ日常」とは限らない。入院しているので、検査・処置によって絶飲食となる日にちは多い。依頼されたらまず「確認」することを習慣に。また受け持ち以外の患者さんからの依頼は必ず看護師に相談。

事例3：環境整備：片付けました

　学生Ｃは、受け持ち患者Ｑさんの環境整備に行くと、検査に行って不在。患者Ｑさんの床頭台やオーバーベッドテーブルを見ると、山のように散らかり放題。病床環境としてよくないと感じた学生Ｃは、床頭台やオーバーベッドテーブルの上に散乱している物をきれいに片付けた。検査から帰ってきた患者Ｑさんは、「物がない、勝手に触った」と怒ってしまった。

3. 患者がいない時に患者さんのものを触ったり、移動したりしてはいけない

　床頭台やオーバーベッドテーブルが散乱していて、片付けが必要と判断した場合は、患者さんがいるところで、患者さんに確認を取りながら片付ける。物がなくなった、お金がなくなったといわれる原因になりかねない。

事例4：記録を電車に忘れました

　学生Ｄは、実習記録の入ったかばんを電車の網棚へ置き、座席に座った。実習で疲れていたので眠ってしまい、降りる駅ではっと目が覚めて、急いで下車。駅の階段を下りた時に、実習記録を網棚へ置き忘れたことに気づいた。

4. 記録は手から離さない

　実習記録は、患者の個人情報が満載である。紛失した場合は個人情報の流出になり、重大な過失となる。どうしても病院外へ持ち出す時は、実習記録を自分の手から離さないようにする。

あとがき

　看護学生にとって、臨地実習は履修科目の約5分の1（23〜26単位）を占める重要かつ大変な授業科目です。学内の教室で椅子にすわって聞く授業や、人形や友達相手の技術演習とは大きく異なります。それは、生きている患者さんやそのご家族を対象とし、病院という生きた環境で学ぶからです。また、通い慣れた学内とは違って、実習指導者や現場の看護師など医療従事者から指導を受けるという新たな人間関係の中で学習します。

　このような新しい環境で学ぶ臨地実習では、これまでの経験や学習だけでは判断できないことや不安がたくさん出てきます。このケースファイルの事例は、実際の臨地実習の中で教員が経験してきたことをまとめたものです。このような恐ろしいヒヤリハットにならないよう、患者さんやそのご家族に安心して看護実習生を受け入れていただけるよう、そして将来ある看護学生として、ぜひ臨地実習前にご一読していただければと思います。きっと実習に関する心構えが具体的にできると思います。

　実りある臨地実習になることを心より願っています。

菅原スミ

看護学生の臨地実習は、初めて体験する環境の中で、「どうすればよいかわからない」場面に多く遭遇します。また、基礎的対人能力の発展途上の学生にとって、患者と家族、看護師、医師や他の医療職者など初めて出会う多くの人との意思の疎通がうまくいかず、不適切な行動をとってしまうこともあります。また、人間の生死に関わる真剣勝負の場でもあるため、「今までは、当たり前に考えて行動したことが患者さんの危険につながる」可能性も多い、緊張感を伴う場での学習です。

　実習前のオリエンテーションでは必ず、"実習上の留意事項"、として、実習中の望ましい行動や、してはいけないことを説明します。しかし、教員が、どんなに丁寧に説明しても、実習が始まると、「えっ、そんなことしちゃったの!?」という学生や、教員が考えつかない行動をとる学生が現れます。各領域の教員が体験した内容に、多少のアレンジを加えて事例にしました。電子カルテやインターネット等の電子機器に関する内容やハラスメントなど、近年増えている問題も取り上げています。

　本書の編集にあたって集められた、さまざまな「してはいけない」事例は、臨地実習での特殊な状況や学生の心理もふまえて、なぜいけないのかの根拠と対応も解説されています。看護学生が、臨地実習の場面で、どう行動すべきかを自分で考えるためのヒントがちりばめられています。

　看護学生が、患者さんへの危険を避けながら、学生ならではの柔軟な発想を活かしての臨地実習を展開できることが、私たちの願いです。本書が看護を学習する学生と臨地実習に関わる指導者の役に立つことを願っています。

　最後に本書の挿絵を担当された中村友紀さんは、現役の看護学生です。内容にマッチしたコメント入りの、ステキなカットに仕上げてくださいました。友紀さんとともにカバーデザインや帯に協力してくれた学生の皆さんにも感謝したいと思います。ありがとうございました。

浅川和美

索引

あ
挨拶 104
アカデミック・ハラスメント 109
アセスメントの不足 42
案内 17
痛くない 85
医療（感染性）廃棄物 49
咽頭麻酔 30
院内感染 51
ウソ 84
閲覧パスワード 5
エレベーター内会話 15
置き忘れ 113
落とさない工夫 12

か
咳嗽（がいそう） 48
会話 14、67
喀痰（かくたん） 48
学校保健法 26
環境整備 112
感染性疾患 25
感染予防 23
浣腸 22
着替え 70
気管支鏡検査 30
聴きとる 10
急変 38
記録 20
靴 104
ケア 32
下剤 22
化粧 104
血圧測定 35
誤嚥（ごえん） 29
子どもの看護 86
子どもの権利 88
コンビニ・コピー 4

さ
在宅看護 98
在宅看護学実習 101
在宅療養生活 99
散瞳（さんどう） 31

守秘義務 1
消毒 106
小児のけいれん 82
小児の点滴 92
小児の点滴ルート 94
小児の発疹（ほっしん） 96
人格否定 107
新生児情報 59
素足 103
スタンダード・プリコーション 48、50
ストッキング 105
清潔の援助 45
精神看護 60
セクシャル・ハラスメント 79
絶飲食 112
セルフケア能力の低下 71
洗浄 106
早期離床（そうきりしょう） 42

た
対価交換 54
体調管理 26
態度 104
ダメ 73
知覚鈍麻（ちかくどんま） 47
注察妄想（ちゅうさつもうそう） 71
治療情報 63
鎮痙薬（ちんけいやく） 31
沈黙 68
爪切り 46
ティッシュ破棄 48
てんかん発作 82
電子カルテ 5
電子カルテ印刷 20
電子媒体 10
点滴 80
転倒予防 40
統合失調症 67
糖尿病 47
ドレーン 51、81

な
内視鏡検査 28

二次的障害 39
乳幼児のベッド 90

は
排液バック 81
発熱 23
ハラスメント 75
パワー・ハラスメント 107
ひげそり 46
標準予防策 48、50
病名の告知 66
ファミリーレストラン 3
フェイスブック 2
ブーツ 105
服装 104
不法行為 28
ブログ 1
紛失 11
ヘアスタイル 104
閉眼 37
ベッド周囲の整え 52
ほうれんそう 34、100
膀胱留置カテーテル 51
訪問看護ステーション 102
母性看護 53
保静の管理 71
発疹 23

ま
身だしなみ 104
メモ用紙 11
メル友 112

や
薬剤の使用 36
やっぱり気になる 37
予後告知 66
呼び方 61

ら わ
ライン管理 80
録音 8
ワーファリン 33

看護学生してはいけないケースファイル
──臨地実習禁忌集

平成25年 7 月 31 日　発　　行
平成25年 12 月 25 日　第 3 刷発行

編著者　下　司　映　一
　　　　菅　原　ス　ミ
　　　　浅　川　和　美

発行者　池　田　和　博

発行所　丸善出版株式会社
〒101-0051　東京都千代田区神田神保町二丁目17番
編集：電話(03)3512-3261／FAX(03)3512-3272
営業：電話(03)3512-3256／FAX(03)3512-3270
http://pub.maruzen.co.jp/

© Eiichi Geshi, Sumi Sugawara, Kazumi Asakawa, 2013

組版印刷・製本／藤原印刷株式会社

ISBN 978-4-621-08679-7 C 3047　　　　　Printed in Japan

JCOPY 〈(社)出版者著作権管理機構 委託出版物〉
本書の無断複写は著作権法上での例外を除き禁じられています．複写される場合は，そのつど事前に，(社)出版者著作権管理機構(電話03-3513-6969，FAX 03-3513-6979，e-mail：info@jcopy.or.jp)の許諾を得てください．